U0332015

# 冠状动脉介入诊疗

## 并发症的预防与处理

◇ 主审　洪　浪　蔡安烈
◇ 主编　王成明　郭　媛

中南大學出版社
www.csupress.com.cn
·长 沙·

**图书在版编目(CIP)数据**

冠状动脉介入诊疗并发症的预防与处理 / 王成明，郭媛主编. --长沙：中南大学出版社，2024. 8.

ISBN 978-7-5487-5996-6

Ⅰ. R543.305

中国国家版本馆 CIP 数据核字第 2024Z501F7 号

**冠状动脉介入诊疗并发症的预防与处理**

**GUANZHUANG DONGMAI JIERU ZHENLIAO BINGFAZHENG DE YUFANG YU CHULI**

王成明　郭　媛　主编

□出 版 人　林绵优
□责任编辑　王雁芳
□责任印制　李月腾
□出版发行　中南大学出版社
社址：长沙市麓山南路　　邮编：410083
发行科电话：0731-88876770　　传真：0731-88710482
□印　　装　湖南省众鑫印务有限公司

□开　　本　787 mm×1092 mm　1/16　□印张 9.75　□字数 236 千字
□版　　次　2024 年 8 月第 1 版　□印次 2024 年 8 月第 1 次印刷
□书　　号　ISBN 978-7-5487-5996-6
□定　　价　80.00 元

# 序一

PRAFACE

心血管疾病属于重要公共卫生问题，是全球人口死亡的主要原因之一，每年有数以百万计的人口死于各类心血管疾病，造成巨大社会负担。根据2016年世界卫生组织公布的数据，因心血管疾病死亡的人数，占全球死亡人数的31%。冠心病是最为常见的心血管疾病，国家卫生健康委员会发布的数据显示，中国每年新发冠心病患者约700万人，并呈现逐年上升、发病年轻化的趋势。因此，高效诊疗冠心病是改善患者远期预后、帮助患者回归社会的保证。

冠状动脉造影术是诊断冠心病的金标准，每年有大量疑似患者或确诊患者需要进行该项检查。而经皮冠状动脉介入治疗是急性冠脉综合征、慢性冠脉综合征或其他类型冠脉严重病变患者的常规治疗方法。对配备有心脏介入手术室的医院而言，每天需要完成几台甚至几十台该类手术。随着有能力完成冠状动脉介入手术的单位和医生数量的不断增加，该类手术的开展越来越普遍。然而，不同级别单位、医生完成手术的能力存在一定差别，这种有创诊疗给患者带来的并发症也是一个不可忽视的问题。由于手术本身是有创性的，并发症一旦出现，常常给患者带来除疾病本身外的更大的困扰与痛苦，甚至留下后遗症，甚至付出生命代价。作为工作在一线的介入手术医务人员，我们应谨慎行事，严格把握有创诊疗适应证，在术前进行充分的讨论，以最大限度地降低介入并发症的发生率。当然，一旦出现手术相关并发症，应第一时间启动应急预案，并给出最佳补救治疗方案，将对病人的危害降到最低。

我院王成明副主任医师从事冠状动脉介入诊疗工作近二十年，对各类冠状动脉介入治疗有着非常丰富的临床经验，近五年还担任冠心病监护病房(cardiac care unit，CCU)主任，长期在一线承担冠状动脉介入诊疗和危重症患者的救治工作，积累了丰富的工作经验。在郭媛医生的辅助下，王成明医生花费近三年时间对各类冠脉介入手术并发症的预防、处理方法进行了逐一思考、整理，他们共同撰写了《冠状动脉介入诊疗并发症的预防与处理》一书。书中详细介绍了冠状动脉介入诊疗的并发症，包括外周血管并发症、冠状动脉并发症、支架并发症、导管和导丝并发症、药物并发症和其他并发症等。全书共6章43节，列举了65个并发症，内容包括各类冠脉手术并发症出现的原因分析、临床表现、处理和预防等。本书重点突出了并发症的预防理念，体现出非常强烈的“知其所以然”“防胜于治”等观念。本书的最大特点和本质在于呈现了一位高年资医生实实在在的工作总结和思考。尽管这些经验可能存在一些不足或认识不到位之处，但我相信本书能为从事冠状动脉介入诊疗工作的一线医务人员提供一些借鉴，能为冠脉介入诊疗系列丛书增添一些新理念、新思路。

中南大学湘雅医学院附属株洲医院

株洲市中心医院

# 序二

PRAFACE

我国著名医学家张孝骞提出："行医如临深渊，如履薄冰。病人把最宝贵的生命交给了医院，医务人员在工作中稍一粗心大意，就有可能造成伤残，甚至危及生命。"因此，医疗工作不能有半点马虎和轻率。医生在对患者的所有诊疗过程中，莫不如此，冠状动脉介入诊疗是心血管内科诊断和治疗的重要部分，诊疗过程中更是"差之毫厘，谬以千里"，稍有闪失，并发症就有可能发生，其后果轻则给患者带来痛苦，重则致残乃至危及生命，成为介入医生的"梦魇"。避免并发症的发生，是医生、患者、患者家属和医院的共同心愿，这要求介入医生对并发症发生的原因(通常包括患者的临床因素、病变因素、器械因素和操作因素等)有充分的了解，并针对每个患者可能发生并发症的具体原因采取相应的预防措施，从而尽可能避免并发症的发生，保护患者的周全。然而，并发症的发生又是难以完全避免的，所以，并发症发生后，如何尽早识别、尽早有效地处理，直接关系到手术的成败和患者的安危。自冠状动脉介入诊疗开展70余年以来，介入专家们在各种并发症的发病机制、原因、诊断、预防等方面进行了详细、深入的研究，并提出了针对性的处理方法。每种并发症的处理通常有多种方法，但没有一种是"放之四海而皆准""一招制胜"的方法；每一种处理方法都有相应的条件或适应范围，介入医生掌握的知识越全面、学会的方法越多，处理并发症就越能有的放矢、行之有效、力挽狂澜。

"书中自有颜如玉，书中自有黄金屋"，介入医生对并发症的认识，除了从自己的临床实践中总结、从导师和同事的言传及讲授中获得外，更重要的途径是从查阅文献、阅读专著中获得。介入医生工作十分繁忙，除了介入诊疗工作外，还需要参加门诊、查房、教学、科研、义诊等各项工作，阅读一本简明、扼要、全面地介绍冠状动脉介入并发症的专著能节约介入医生的大量时间和精力。为了实现这个愿望，中南大学湘雅医学院附属株洲医院王成明副主任医师和郭媛主治医师共同编写了《冠状动脉介入诊疗并发症的预防与处理》一书。本书具有以下特点：①内容覆盖面广，涵盖了冠状动脉介入诊疗相关的绝大部分并发症，描述了常见的、不常见的甚至罕见的并发症；②重点突出，讨论了并发症发生的原因、处理和预防；③将理论与临床相结合，在讲解并发症理论的同时，提供了部分常见并发症的临床病例和治疗经验；④条理性较强，便于阅读理解和抓住重点，对并发症的处理的描述遵循从相对简易到复杂的递进原则，并发症的预防和处理方法描述详细，具有较强的可操作性；⑤图文并茂，部分并发症论述章节配备了图解和流程图，内容清晰明了；⑥普及性强，本书作者整理了多年阅读的专著、文献资料，总结了导师讲授和自身的临床经验，并集中了前辈、专家、同事的研究成果，编撰成该书，相信读者尤其是从事冠状动脉介入诊疗工作年资较浅的读者，会从中获益。

江西省人民医院
江西省心血管病医院

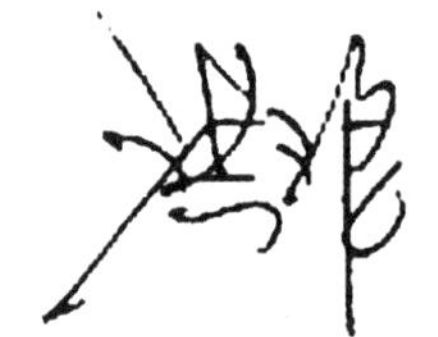

# 前言

FOREWORD

1929年，Forssmann首先尝试在临床上进行心导管检查，并在自己身上进行了人类首例心脏导管检查术。1953年，Seldinger发明了经皮穿刺导管技术。1958年，Sones无意中完成了第一例选择性冠状动脉造影。1977年，Andreas Gruentzig完成了医学史上首例经皮腔内冠状动脉成形术(percutaneous transluminal coronary angioplasty，PTCA)并取得成功，标志着冠心病介入治疗进入新纪元。1986年，Jacques Puel和Ulrich Sigwart医生成功实施了第一例冠状动脉支架置入术(裸支架)，降低了PTCA后夹层、急性闭塞和再狭窄的发生率。1989年，Campeau首次穿刺桡动脉进行冠状动脉造影，1992年Kiemeneij首次经桡动脉途径进行PTCA，减少了经股动脉穿刺给病人带来的不便和并发症。2009年，药物涂层球囊(DCB)诞生，显著降低了血管再狭窄的发生率。目前，选择性冠状动脉造影仍然是诊断冠心病的金标准；冠状动脉介入治疗凭借其创伤小、风险低、康复快等优点，成为与药物治疗、外科手术并驾齐驱的冠心病三大治疗手段之一。

冠状动脉诊疗技术的广泛应用有效规范了冠心病的诊疗，提高了患者的生活质量，降低了冠心病的致残率和致死率，延长了患者的寿命。然而，不论何种原因——患者临床因素各不相同、各种器械的特性有所差别、术者器械选择的习惯以及术者的经验和操作的不一样等——冠状动脉介入诊疗的并发症不能完全避免。并发症的发生通常突然，处理棘手，部分并发症可迅速导致临床情况恶化并引发严重后果。如何减少并发症的发生、并对其进行妥善处理直接关系到患者的身心健康，关系到患者的家庭幸福、医患之间的信任程度、社会经济负担等。并且，冠状动脉介入诊疗并发症引发的医疗纠纷也屡见不鲜。因此，在并发症的防治中，我们始终秉持"防胜于治"的原则，尽最大可能避免其发生；在并发症发生后及时采取妥善措施，最大限度地减少其危害。

近年来，我国冠状动脉介入诊疗技术得到了迅速发展，绝大部分二级以上医院都已经开展了该技术，并有越来越多的医生从事介入治疗。然而，由于我国地域辽阔，医疗技术发展不平衡，部分医生从事介入治疗的时间不长或经验相对欠缺，尚处于"学习曲线"阶段，对并发症的防治认识不足，导致相关并发症的发生率相应增加。因此，熟练掌握介入治疗过程中各类并发症的知识，保持警惕，是提高手术成功率、降低对患者不良影响的关键措施。介入医生对手术并发症的认识除了来源于老师的言传身教外，阅读专业书籍也是重要途径之一。

在已出版的心脏介入专著中，大多对介入诊疗中并发症的防治介绍较少，仅有较少篇幅论述；在关于心脏介入治疗并发症的专著中，大多只对部分并发症进行了详细介绍。因此编写一本全面、系统、详细地介绍冠状动脉介入治疗并发症发生的原因及如何处置和预防的专著一直是我们的梦想。在临床工作之余，我们历时数载，阅读了数十本关于心脏介入的专著，查阅了大量的文献和病例报道，结合自身的临床经验，认真归纳、总结，数易其稿，终于夙愿得偿。

本书可供从事冠状动脉介入诊疗的医生和相关学科的医生作为参考。

由于编者水平有限，不足和疏漏之处甚至不正确之处难免，诚挚地请广大专家、同行批评指正。您的意见和建议非常重要，欢迎将您的意见和建议发送到我们的邮箱 46595842@qq.com 和/或 guoyuan0815@163.com。不胜感激！

编者

2024年5月

# 目录

CONTENTS

# 第一章　外周血管并发症

## 第一节　桡动脉痉挛

经皮穿刺桡动脉介入治疗(transradial coronary intervention)由于对患者损伤小、血管并发症少、不必强制卧床等优点，已被广泛应用于临床冠心病介入治疗。但由于桡动脉直径较细，血管壁主要分布 α1 肾上腺素能受体，交感神经兴奋时血液循环中儿茶酚胺水平增加后，易导致桡动脉痉挛(radial artery spasm)。桡动脉痉挛很少引起严重后果，但常引起患者不适甚至手术失败。

### 一、原因

1. 临床因素

引起该症状的临床因素包括女性、吸烟、糖尿病、高脂血症、低龄、低体重、桡动脉直径细小、动脉粥样硬化、桡动脉解剖异常、导管不易到位(如桡尺环及桡动脉、肱动脉、锁骨下动脉扭曲)、手术时间长等。

2. 器械因素

器械因素包括使用非亲水涂层导丝，桡动脉鞘过大等。

3. 操作因素

包括麻醉不充分、反复穿刺、动作粗暴等。

### 二、临床表现

患者表现出前臂疼痛和发胀感，操作血管鞘或导管阻力大甚至不能操作。造影显示桡动脉局限性或弥漫性细小。如桡动脉痉挛明显、拔鞘困难，拔鞘时患者疼痛明显，切忌强行拔出。

### 三、处理

(1)停止操作数分钟，多数桡动脉痉挛可以解除。

(2)嘱咐患者放松情绪、深呼吸、反复握拳、局部轻柔按摩，这些措施有助于解除桡动脉痉挛。

(3)含服硝酸甘油(0.5 mg，可重复给药)或通过动脉鞘管注入硝酸甘油(100~200 μg，可重复给药)、维拉帕米(100~200 μg/次，总量为1~1.5 mg)等，可反复给药。必要时可持续静脉滴注硝酸甘油(10~200 μg/min)、维拉帕米等解痉、扩血管药物。

(4)可以给予静脉注射地西泮(5~10 mg)、吗啡(3~5 mg)等，以充分镇静、止痛。

(5)必要时可先送入指引导丝，用球囊低压力持续扩张痉挛处，多数患者在数分钟后可解除痉挛。

### 四、预防

1. 一般性处理

(1)对患者进行心理疏导，在术前消除患者的不良情绪，引导患者以积极乐观的态度配合治疗。

(2)穿刺前给予利多卡因进行局部充分麻醉，因为进行无痛穿刺十分重要。

(3)术前使用血管扩张药物，如硝酸甘油(含服0.5 mg，可重复给药)等。

(4)术前给予地西泮5~10 mg肌内注射镇静。

2. 选择合适的器械

(1)血管鞘的选择：使用有亲水涂层的长血管鞘。

(2)导丝的选择：使用超滑、头端塑形的造影导丝。

(3)导管的选择：桡动脉细小的患者，可选择5F或4F的导管。选择左右冠共用导管。

3. 规范操作

最重要的是，术者操作应该轻柔、精确、细心，减少对桡动脉的刺激和牵拉；确保导丝先行，以减少导管对桡动脉的刺激和损伤；送入造影导丝和导管的过程中要全程透视，一旦有阻力，应先行桡动脉造影，明确桡动脉的大小、走行、有无痉挛，有条件才能继续手术，不可强行推送；导管撤出时，需要先送入造影导丝，沿造影导丝撤出导管。

## 第二节　桡动脉闭塞

经桡动脉行介入诊疗的患者有2%~10%会发生桡动脉闭塞(radial artery occlusion)，其中约40%的患者会在1个月内自发再通。

### 一、原因

桡动脉闭塞原因包括桡动脉直径<2 mm患糖尿病，桡动脉鞘留置时间过长，抗凝不充分，桡动脉直径与鞘管不匹配，穿刺点压迫时间过长，反复穿刺，暴力操作，桡动脉内皮损伤，压迫力量不适当等。

### 二、临床表现

桡、尺动脉通过掌深弓和掌浅弓在手掌部相互吻合交通，形成丰富的侧支循环，因此，即使桡动脉闭塞，由于尺动脉有丰富的侧支循环，前臂和手掌也不容易因缺血受损伤，故临床表现多不明显。桡动脉搏动消失，桡动脉造影或超声检查可见桡动脉血栓形成。如有前臂进行性疼痛，需进行超声或造影检查血栓有无波及肱动脉，如波及肱动脉，后果严重，要及时处理。

### 三、处理

桡动脉闭塞患者一般无明显不适，大多无须处理，但要持续观察。积极处理可采用以下方法。

(1)抗凝：肝素(负荷量 4000 U 静脉注射，后以 12~18 U/h 的量泵入，维持 APTT 50~70 s)、低分子肝素(剂量为 100 U/kg，Q12 h)等。

(2)溶栓：对于没有溶栓禁忌证的患者早期可以进行溶栓治疗，予以肝素或低分子肝素抗凝。若血栓已波及肱动脉，需要溶栓，必要时请外科医生处理。

(3)通过间断压迫尺动脉，使同侧的动脉血冲击桡动脉，促使桡动脉恢复通畅。

### 四、预防

(1)术前行 Allen 实验或超声、血流多普勒等检查，了解桡动脉、尺动脉之间的交通循环情况。

(2)避免暴力操作。

(3)避免反复穿刺。

(4)送入血管鞘或导管时如遇阻力，可边旋转边送入，有助于减轻桡动脉的损伤，如仍有阻力，应先行桡动脉造影明确桡动脉情况，再决定手术入路及手术方案。

(5)对直径细小的桡动脉，选用较小的桡动脉鞘或更换入路。

(6)术前、术中应使用足量的肝素，有指征的患者术前、术中应抗血小板治疗。

(7)不应包扎过紧，并及时解除包扎。

(8)如桡动脉直径较小，可采用无鞘技术。穿刺成功后，送入扩张鞘扩张皮肤及皮下组织，沿扩张鞘送入指引导丝，再沿指引导丝送入指引导管和球囊(直径 2.0 mm，球囊一半在指引导管内，一半在指引导管外，低压力扩张球囊)，将球囊和指引导管一起送入桡动脉。送入后，抽空球囊，继续送入指引导管完成手术。

## 第三节　桡动脉鞘或导管不能拔出

### 一、原因

桡动脉鞘或导管不能拔出的原因为桡动脉或肱动脉痉挛，桡动脉细小，血管鞘或导管过大，送入桡动脉鞘或导管时暴力操作损伤桡动脉或肱动脉内膜等。

### 二、处理

如桡动脉鞘或导管不能顺利拔出，切忌暴力拔出，否则易导致严重的血管损伤甚至血管撕裂。可采用以下方法。

(1)等待、延迟拔出。

(2)局部利多卡因麻醉。

(3)前臂热敷，解除桡动脉痉挛。

(4)送入导丝，边旋转边送入桡动脉鞘、扩张鞘，边旋转边拔出桡动脉鞘。

(5)PO-FMD法：即长时间阻塞血流，介导的动脉扩张。血压计充气至高于收缩压，持续10 min，然后放气，桡动脉可能扩张。

(6)经桡动脉鞘注入硝酸甘油(100～200 μg)、地尔硫䓬(0.5～2.5 mg/次，总量为5～10 mg)、维拉帕米(100～200 μg/次，总量1～1.5 mg)、硝普钠(50～200 μg)或腺苷(10～20 μg)等，可反复推注，注意监测患者心率、血压、心功能。

(7)静脉给予镇静、镇痛药物，如静脉注射地西泮(5～10 mg)、吗啡(3～5 mg)等。

(8)臂丛神经麻醉。

(9)全身麻醉。

(10)必要时请外科医生手术切开取出桡动脉鞘或导管。

### 二、预防

(1)术前常规检查患者桡动脉搏动，如发现桡动脉细小，应更换入路。

(2)避免桡动脉痉挛(见本书第一章第一节)。

(3)如送入桡动脉鞘有阻力，不要强行送入，部分患者送入一部分桡动脉鞘即可完成手术。

(4)如桡动脉或肱动脉不适合手术，及时更换手术入路。

## 第四节　前臂血肿

前臂血肿(hematoma in the forearm)是桡动脉穿刺最常见的并发症，可出现在穿刺点的局部，也可出现在远离穿刺点的部位，严重的前臂血肿可引起前臂骨-筋膜室综合征，导致前臂及手缺血、坏死。

### 一、原因

前臂血肿原因包括桡动脉细小、发育不良、解剖变异或畸形、严重迂曲；反复穿刺桡动脉；穿刺时误入副桡动脉；导丝或导管进入桡动脉分支或穿破动脉壁引起动脉穿孔；穿刺或送入导丝、鞘管、导管时动作粗暴引起桡动脉损伤甚至撕裂；桡动脉痉挛，强行推送鞘管、导管；术后穿刺点压迫不当；术后解除包扎不当，包扎时间过短；使用抗栓药物增大前臂血肿的概率。

### 二、临床表现

术后患者表现为前臂肿胀和疼痛，前臂皮温高、张力高、压痛，较长时间后可出现皮肤青紫、瘀斑甚至水疱，血肿可向上臂或胸部、背部发展并造成血压下降、贫血。颈部形成血肿者，后果非常严重，可压迫气管导致窒息。体态臃肿的老年女性或长时间服用激素者，因症状不易被发现，更要警惕血肿可能向胸部、背部发展。

## 三、处理

(1)观察患肢的肿胀程度、肿胀范围、张力、渗血情况，观察患肢手的感觉、末梢循环、运动、皮温等情况，测量肿胀最明显处的周长。

(2)考虑停用肝素、低分子肝素、血小板糖蛋白Ⅱb/Ⅲa受体拮抗药等抗凝、抗血小板药物。

(3)直接压迫出血点：出现前臂血肿时，若有条件可行血管造影明确出血点，如不能行造影，则压迫压痛点最明显处。

(4)轻微血肿：血肿处予以弹力绷带加压包扎(沿桡动脉走行用折叠的纱布条等加压)，持续2 h，解压观察，必要时可重复进行，直至前臂张力下降且无反复；上臂血肿时，可包绕整个上臂。也可用血压计的袖带加压包扎，血压计充气到收缩压水平以上20~30 mmHg(1 mmHg≈0.133 kPa)，每隔1~2 h放气减压。

用皮尺测量上肢周长以便比较，密切观察穿刺点周围皮肤的温度、张力变化及患者有无疼痛，如有活动性出血征象，宜再次加压包扎。

(5)严重血肿：予以悬吊、硫酸镁纱布湿敷；破溃处涂抹湿润烧伤膏。粗针穿刺法有利于迅速降低前臂血肿的张力，避免出现张力性水疱、皮肤破损(一旦出现，患者通常疼痛明显，且需较长时间伤口换药)，有效减少甚至避免前臂骨-筋膜室综合征的发生。具体方法：严格消毒后，用利多卡因在肿胀明显处局部麻醉(范围要较广)，以20 mL注射器针头在前臂肿胀最明显处斜行针刺数次至数十次(与皮肤成15°~30°，深度以针尖斜面刚好完全进入皮下为宜，避免损伤重要血管及神经)，尽可能挤压出前臂组织间隙中的血液，前臂张力降低后，再次消毒，覆盖多层纱布(进一步吸出和清除组织中的未凝固血液)，加压包扎。如渗血不止或张力不减甚至持续增高，应立即完善造影或CTA明确出血点，采用介入或外科方法彻底止血。

(6)用冰袋冰敷，可使血管收缩、血流减慢，减轻疼痛、出血、水肿等。冰袋应避免与皮肤直接接触。

(7)严密观察患者生命体征和局部情况。

(8)如出现骨-筋膜室综合征征象，立即请外科医生会诊，必要时行减压手术。

Bertrand等对前臂血肿提出了简易分级方法，从桡动脉/尺动脉穿刺点向近心端计算血肿范围。Ⅰ级：血肿直径<5 cm。Ⅱ级：血肿直径5~10 cm。Ⅲ级：血肿直径>10 cm，血肿位于前臂范围内，不超过肘关节。Ⅳ级：血肿直径扩展至上臂，超出肘关节。Ⅴ级：整个手臂血肿(骨-筋膜室综合征)。Kern MJ提出的前臂血肿的分级与处理建议如表1-1所示。

**表1-1　Kern MJ前臂血肿简易分级与处理方法**

| 血肿特征及处理 | Ⅰ级 | Ⅱ级 | Ⅲ级 | Ⅳ级 | Ⅴ级 |
|---|---|---|---|---|---|
| 发生率/% | ≤5 | <3 | 2 | ≤0.1 | <0.01 |

续表1-1

| 血肿特征及处理 | Ⅰ级 | Ⅱ级 | Ⅲ级 | Ⅳ级 | Ⅴ级 |
|---|---|---|---|---|---|
| 特征 | 血肿直径<5 cm，局限、表浅血肿 | 血肿直径5～10 cm，局限、合并中度肌肉渗透血肿 | 血肿直径>10 cm，肘关节以下的前臂血肿和肌肉渗透 | 血肿和肌肉渗透超出肘关节以上 | 表现为整个手臂血肿（骨-筋膜室综合征） |
| 治疗方法 | 止痛，压迫，局部冰敷 | 止痛，压迫，局部冰敷 | 止痛，压迫，局部冰敷，血压计袖带充气 | 止痛，压迫，局部冰敷，血压计袖带充气 | 考虑外科手术 |

### 四、预防

（1）谨慎操作。

（2）选用超滑造影导丝。

（3）了解导丝走行过程中患肢的解剖结构和可能的变异，造影导丝行进过程一定要遵循“全程透视，导丝在前，导管在后，无阻力送入”的原则，一旦进入小分支应立即后撤重新送入。

（4）送入血管鞘及导管时动作应缓慢、轻柔，若遇阻力可适当边旋转边轻柔缓慢送入导管，以减轻阻力。

（5）送入血管鞘及导管时若有阻力，不可盲目用力强行推送，应做桡动脉造影明确桡动脉的走行等情况后再尝试操作，必要时更换手术路径。

（6）若轻中度迂曲送入指引导管困难，可送入2根甚至3根超滑造影导丝，将其做成“滑轨”加强支撑。

（7）若桡动脉严重迂曲，可尝试将超滑造影导丝的尖端重新塑形成小半径大弯的形状再送入或送入，指引导丝拉直迂曲部分后，然后送入导管。

（8）导丝、导管或鞘管在送入时若感觉有阻力，手术结束后应行上肢血管造影，以便及早发现，及时压迫止血。

（9）术后有效压迫止血。

## 第五节　前臂骨-筋膜室综合征

前臂骨-筋膜室综合征（osteofascial compartment syndrome）是指前臂桡、尺骨骨间膜，肌间隔和深筋膜所构成的筋膜间室内的肌肉、神经和血管受致病因素影响，血液供应减少，最终导致功能紊乱，而出现的一系列症状及体征，为罕见而又凶险的经桡动脉介入血管并发症，若诊治不当，则可导致残疾。

### 一、原因

前臂血肿若未及时处理或处理不当，则血液会进入前臂掌侧骨筋膜室，导致室内压急剧上升，动静脉压力梯度下降，微循环障碍，肌肉和神经组织缺血，毛细血管渗透性增加，血浆渗入组织间隙，形成水肿。如此反复，产生缺血、水肿的恶性循环，从而发生骨筋膜室综合征。

### 二、诊断

临床表现包括前臂掌侧肿胀、周径增加、剧烈疼痛，继而手指浅感觉减退（最早出现两点辨别感觉消失），屈指力量减弱，被动伸腕及伸指加剧疼痛、被动牵拉痛、指氧饱和度降低及主动运动障碍，早期脉搏可以存在。如不及时治疗或处理不当，可引起功能障碍，前臂不能旋前，手指伸屈受限，拇指不能对掌。严重时可因肢端坏死需要截肢。骨筋膜室内压力升高可辅助诊断，但因敏感性差不能成为早期诊断的可靠指标。

### 三、处理

（1）观察患肢的肿胀程度、肿胀范围、张力、渗血情况，观察患肢手的感觉、末梢循环、运动、皮温等情况，测量肿胀最明显处的周长。

（2）停用血小板糖蛋白Ⅱb/Ⅲa 受体拮抗药、低分子肝素、肝素。

（3）镇痛：诊断后立即给予患者镇痛药物，如哌替啶等。

（4）重新包扎：在最强压痛点加压包扎，如前臂张力下降 1 h 后逐渐松解，继续严密观察前臂张力，必要时重新包扎。

（5）取正确体位：让患者肘关节、腕关节及手处于功能位。

（6）给予甘露醇脱水、硫酸镁湿敷。

（7）密切观察患者肌酶、肾功能和肌电图的变化，及早发现挤压综合征。

（8）注意观察肢体血运、感觉和运动情况，及时请骨科医生会诊。

（9）手术切开筋膜室减压被认为是最有效的治疗手段。Mobe 等认为出现下列症状为手术的适应证：①出现急性骨-筋膜室综合征的典型症状；②有骨-筋膜室综合征的部分临床表现且室内压力超过 30 mmHg；③损伤肢体的动脉循环中断超过 4 h，在症状出现 2 h 内行筋膜切开减压可使大部分患者避免缺血性挛缩等不良后果的发生。

（10）康复训练。

### 四、预防

见本书第一章第四节。

## 第六节　纵隔血肿、胸部血肿、颈部血肿

### 一、原因

纵隔血肿、胸部血肿、颈部血肿常见的原因有锁骨下动脉迂曲、入路不畅、使用超滑导丝、操作不熟练、动作粗暴等。使用大量抗血栓药物可增加发生血肿的风险。

### 二、临床表现

缺乏特异性临床症状和体征。患者可表现为胸痛、胸闷、咽部不适、后背痛、进行性呼吸困难和吞咽困难、休克、意识障碍、皮下瘀斑、颈部肿胀疼痛，也可一开始即表现为低血压和心动过缓(易被误诊为迷走神经反射)。少数患者血压升高。患者颈、胸部CT扫描可发现纵隔、胸壁及颈部血肿。超声可明确血肿诊断；增强CT扫描可以排除主动脉夹层，确定血肿的部位和范围，并且可发现是否有损伤并形成破口的分支血管。血压进行性下降、血管活性药物及补液不能维持血压、临床情况进行性恶化、血红蛋白进行性降低提示活动性出血或大出血。

### 三、处理

(1)给予患者补液，维持其血压，备血，必要时输血。

(2)应考虑暂停或减少患者抗凝、抗血小板药物。

(3)如有可能，进行压迫止血。

(4)活动性出血患者，应行血管造影寻找破裂或穿孔的血管(末梢血管往往需要经微导管造影仔细寻找，才能找到穿孔部位)，注射凝血酶(沿微导管缓慢推注凝血酶1000 U)和/或送入弹簧圈封堵止血。

(5)患者如颈部血肿压迫气管，要立即行气管插管，必要时行气管切开手术；同时行头臂干造影，寻找出血部位，用介入方法止血。

(6)必要时进行外科手术治疗。

### 四、预防

操作超滑导丝时，应全程在X线透视下仔细进行，将导丝头端始终暴露于透视视野内，动作应轻柔缓慢，确保输送导丝前行时在主血管腔内，并且没有阻力；应避免超滑导丝误入小血管，包括锁骨下动脉、无名动脉或颈动脉分支，以免造成血管损伤或穿透血管分支。

## 第七节　股动脉血栓

### 一、原因

股动脉血栓(femoral artery thrombosis)的形成与各种因素密切相关，包括任何可导致血液淤滞、血管内皮损伤和血液高凝状态的因素。粗暴操作损伤股动脉内膜甚至引起股动脉夹层，可导致血栓形成；鞘管内外壁血栓形成；股动脉穿刺处有粥样硬化斑块；股动脉直径较小或狭窄，置入大的血管鞘或较长时间进行主动脉气囊反搏、体外膜肺氧合治疗；髂动脉损伤致血栓形成延展至股动脉；包扎过紧、压迫时间过长；长时间制动等。

### 二、临床表现

患者临床表现包括患肢疼痛，面色苍白，发绀，皮温低，感觉异常和运动障碍，股动脉或足背动脉搏动消失。

### 三、处理

早发现、早处理是成功处置的关键。患者一旦出现缺血症状、皮温低、足背动脉或股动脉搏动不能扪及，应高度怀疑股动脉血栓形成可能，立即完善动脉彩超检查及下肢动脉CTA检查，明确股动脉血栓诊断。明确诊断后加强抗凝治疗，必要时可行静脉溶栓治疗或经导管溶栓治疗。若溶栓失败或神经功能消失，应立即请外科医生协助治疗，尽快行动脉切开术取出血栓。

### 四、预防

(1)切忌粗暴操作。

(2)术前常规检查股动脉搏动情况，必要时完善股动脉彩超，明确有无股动脉狭窄。

(3)充分局部麻醉，必要时可补充麻醉以防止血管痉挛。

(4)正确选择穿刺部位，避免反复穿刺股动脉。

(5)介入治疗结束后，在拔除动脉鞘时可让动脉血喷出少许，如有小血栓可由此冲出。

(6)拔除血管鞘后压迫止血力度适当，要求能触摸股动脉搏动但又不出血。

(7)监测肢体动脉搏动情况，如动脉搏动微弱，需减轻压迫或松解绷带。

(8)避免术肢长时间制动。加压包扎后，患者可在床上平移术肢、屈足背以促进血液循环，12 h后可屈髋，24 h可下床。

## 第八节　股动脉穿刺处血肿

股动脉穿刺处血肿为最常见的并发症之一，多为自限性，大多可自行吸收，但最初往往忽视对小血肿的观察，血肿变得越来越大，导致严重后果。

### 一、原因

穿刺不当，反复多次穿刺；反复穿刺股动脉分支；导丝送入股动脉分支导致穿孔、渗血；穿透动脉后壁，造成渗血；鞘管过粗；压迫止血手法不当，压迫时间过短；下床活动过早；剧烈咳嗽；患者有高血压、动脉粥样硬化等全身性疾病；患者凝血机制差，血小板严重减少或术中大剂量使用抗凝剂等。

### 二、处理

(1)监测患者血压、心率，必要时加强补液及使用血管活性药物。

(2)小血肿一般不需处理，术后1~2周可自行吸收。

(3)进行性增大的血肿要重新定位压迫点并有效压迫止血。

(4)如不能有效压迫，需行造影寻找破裂或穿孔的血管，血管的分支可注射凝血酶或送入弹簧圈封堵止血。如为股动脉穿孔或破裂，可予带膜支架封堵。如封堵不成功，应立即请外科医生协助处理。

(5)对于进行性增大的血肿患者，需备血，必要时输血。

(6)造成局部压迫症状的大血肿，需外科手术治疗。

### 三、预防

(1)规范、准确地穿刺。

(2)避免反复、多次穿刺股动脉。

(3)送入导丝不顺利时，应行造影明确股动脉及分支走行、股动脉有无狭窄。

(4)拔出成形的导管如打折的导管、猪尾导管时，先送入导丝再拔出。

(5)使用扩张鞘时，扩张鞘要比实际导管小0.5~1 F。

(6)正确的压迫止血手法：左手3个手指放在穿刺点上方，沿股动脉搏动最明显处或沿动脉鞘走行方向，垂直压迫止血，压迫或包扎时注意避免手指或纱布在股动脉上方滑动。压迫时间要足够(每增加1F，压迫时间延长2 min，如5 F压迫10 min，6 F压迫12 min)，患者不宜过早下床活动。

(7)拔鞘前即有大血肿者，宜先用穿刺法减轻血肿压力(参照第一章第一节桡动脉痉挛)，再拔除血管鞘，以有效压迫股动脉。

(8)术中充分而不过度地抗凝。

(9)凝血机制差的患者术前应尽量纠正。

## 第九节　腹膜后血肿

腹膜后间隙范围大，组织结构较为疏松，则出血时局限性较差，容易在腹膜后间隙内扩大形成腹膜后血肿(retroperitoneal hematoma)。腹膜特殊结构导致的腹膜后血肿症状不明显或表现为其他腹部疾病的症状，早期容易被忽略或诊断不足。常见于股动脉穿刺者，股静脉穿刺所致者较少见。

### 一、分型

(1)广泛性腹膜后血肿：始于任何部位的腹膜后血肿，越过中线并向上下蔓延，甚至扩展成为从膈到盆底的全腹膜后血肿。

(2)腹部中央区血肿：发生在腹主动脉、下腔静脉及其属支、胰腺、十二指肠等位于腹部中央区的血肿。

(3)肾区血肿：是肾损伤的标志。

(4)盆腔区血肿。

### 二、原因

穿刺点的位置过高，穿刺针头越过腹股沟韧带；穿刺及置管方向与血管走行不一致；介入诊疗过程遇到阻力时暴力操作导丝或导管；术中及术后使用抗凝及抗血小板药物。

## 三、临床表现

往往在患者血压下降和严重贫血时才考虑腹膜后血肿。大多数患者至少出现 1 种症状，如下腹痛、腹胀、腰痛、背痛、腹股沟痛、下肢痛、下肢麻木无力、腹部肿块、髋部疼痛、心率增快、低血压、头晕、晕厥、面色苍白、出汗和精神状态改变等。出现 1 种或多种上述症状的患者均应考虑腹膜后血肿的可能性。

患者血常规检查显示血红蛋白降低；X 线片检查可发现腰大肌阴影模糊等；B 超、CT、MRI 检查可以明确腹膜后血肿的部位、范围及向周围扩展情况。

## 四、处理

(1)医务人员应立即在腹股沟韧带上方高位动脉穿刺点处压迫止血。

(2)患者停用抗凝、抗血小板药物，同时考虑使用鱼精蛋白逆转肝素化。

(3)患者如血流动力学不稳定，予血管活性药物维持血压、补液、扩容。

(4)调整患者血压于适当水平，避免其血压过低或过高，以免影响患者重要脏器供血或加重其出血。

(5)补充患者血容量，必要时输注新鲜血浆或红细胞，如输液、输血 1500~2000 mL 后患者休克得以纠正，提示可能无大血管破裂或出血停止，可继续观察和保守治疗，否则应紧急手术。

(6)患者保守治疗无效，可选择介入治疗：用与靶血管直径相当的外周介入球囊封堵股动脉穿孔；对大血管可植入带膜支架；小动脉可以使用弹簧圈或注射凝血酶、明胶海绵等止血。

(7)极少数患者需要外科手术，外科手术可有效止血，同时可清除血肿，防止血肿压迫周围器官。但外科手术有时难以找到患者出血点，甚至可能患者因术前抗栓治疗而发生无法控制的大出血，并增加感染机会。同时由于腹膜后血肿确诊时多数患者存在不同程度休克、酸中毒及低体温症状，患者对手术耐受性差，因此手术难以成功甚至可能加重病情。

(8)重视抗心肌缺血药物的应用，尽可能避免使用止血药物，警惕冠状动脉内支架急性闭塞的发生。

(9)对血肿进行动态影像学观察，一旦出血得到有效控制，需要抗血小板治疗的患者应及时恢复抗血小板治疗。

## 五、预防

(1)严格、规范、准确地进行股动脉穿刺，避免穿刺针越过腹股沟韧带(图 1-1)。

(2)避免反复穿刺股动脉。

(3)避免暴力操作，避免盲目送导丝，全程应在透视及无阻力前提下送入导丝。

(4)拔管前触摸鞘管走向。

(5)患者避免过早下床活动。

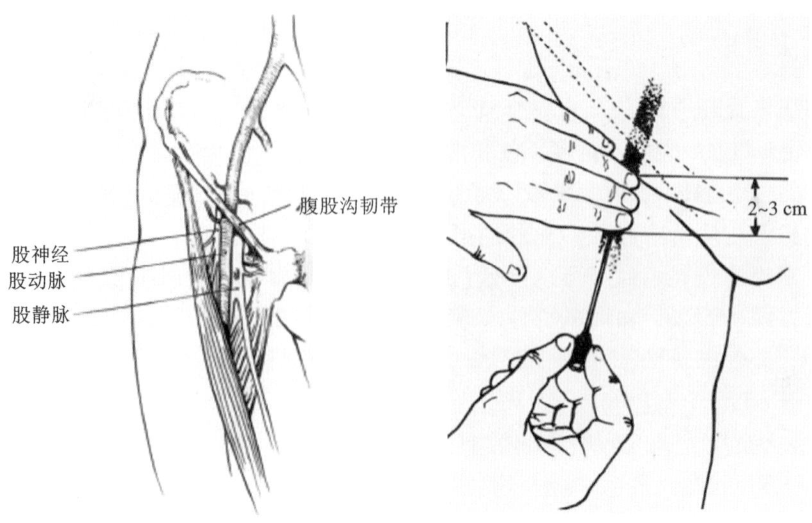


**图 1-1　股动脉解剖和股动脉穿刺体表定位**

## 典型病例

患者，女性，80 岁，因反复胸闷 1 月入院。患者胸骨中下段明显，伴上腹部烧灼感，胃镜提示：非萎缩性胃炎。冠状动脉造影：左主干狭窄 99%，前降支弥漫性狭窄 50%~85%，回旋支管状狭窄 70%，右冠弥漫性狭窄 90%。诊断结果：冠心病，不稳定型心绞痛。患者拒绝冠状动脉搭桥术(CABG)。在行前降支、左主干经皮冠状动脉介入治疗(PCI)过程中患者反复出现一过性低血压，术后呈顽固性低血压。PCI 术后行髂动脉造影提示髂动脉及分支穿孔。用对为 6 mm×60 mm 的球囊反复封堵无效，植入 9 mm×100 mm 带膜支架封堵成功(图 1-2)。

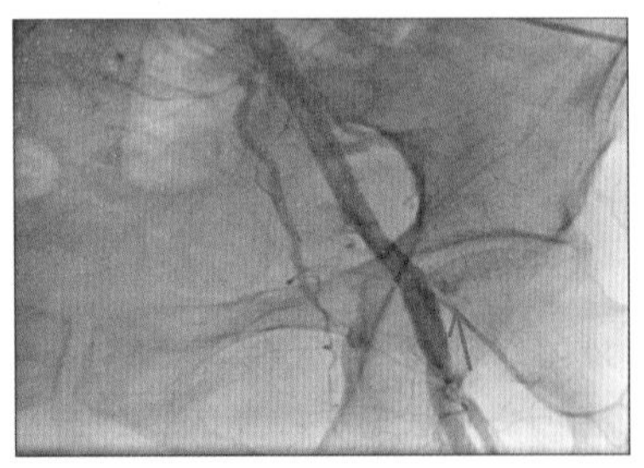

(a) PCI后患者出现顽固性低血压，髂动脉穿孔

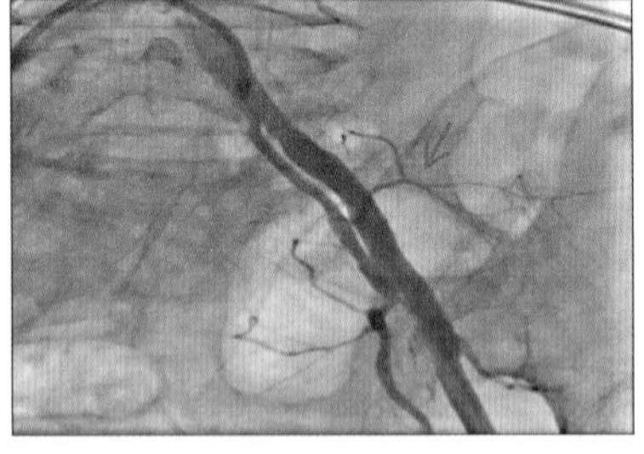

(b) 逆向造影显示髂动脉及分支穿孔

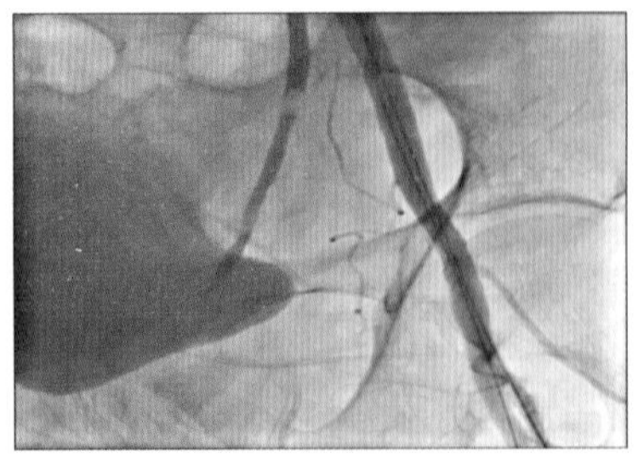

(c) 用球囊反复封堵

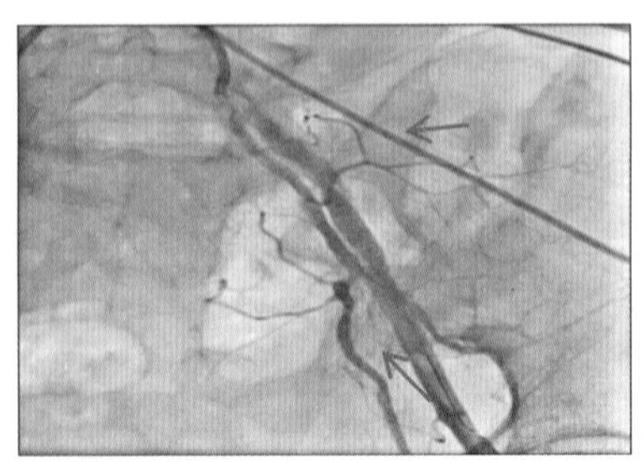

(d) 仍有渗血

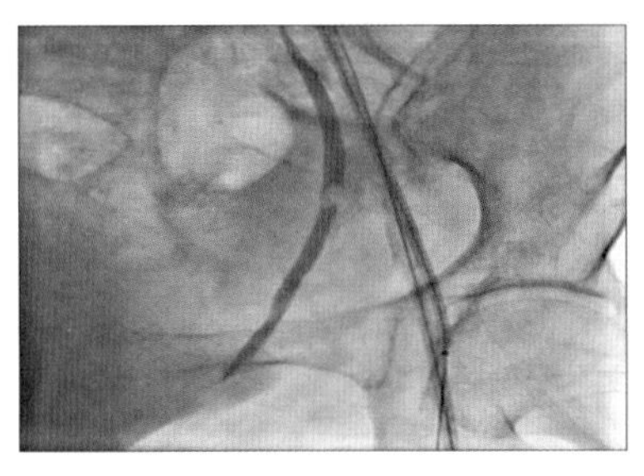

(e) 植入带膜支架

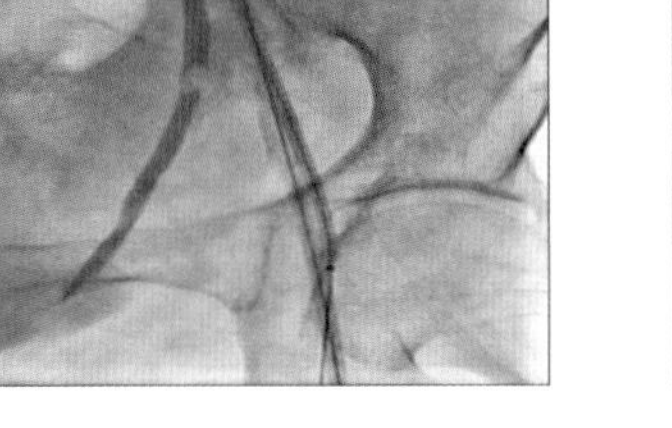

(f) 穿孔封闭，渗血停止

**图 1-2　腹膜后血肿术情形(箭头指渗血的位置)**

## 第十节　假性动脉瘤

假性动脉瘤(pseudoaneurysm)是血管损伤的并发症，因导管、导丝操作不当，损伤动脉壁，血流从损伤的动脉壁进入周围组织形成一个或多个腔隙，收缩期血液通过瘤颈进入瘤体内，舒张期血液回流到动脉内。它与真性动脉瘤的区别在于，真性动脉瘤具有动脉血管的外膜、中层弹力纤维和内膜三层结构，而假性动脉瘤无动脉血管的三层结构。多见于经股动脉入路介入诊疗。

### 一、原因

假性动脉瘤形成原因包括女性，肥胖，血管细小，血管狭窄或迂曲，股动脉穿刺位点过低，反复多次穿刺动脉，术中误入股动脉分支，动脉导管或鞘管型号过大(≥8F)，球囊回抽不充分时拔出球囊，拔除鞘管后压迫不充分，止血位置及方式不正确，术后制动不规范，腹部压力增加，术中及术后抗凝，凝血功能异常等。

### 二、临床表现

假性动脉瘤的临床表现为穿刺处肿痛，皮下瘀斑，触诊可扪及搏动性肿物和震颤，听诊闻及收缩期杂音。如股动脉假性动脉瘤破裂形成腹膜后血肿，可导致患者大量失血甚至休克。假性动脉瘤压迫到静脉患者可出现肢体肿胀，继发静脉血栓和压迫神经。超声是确诊假性动脉瘤最常用的检查方法，同时可排除单纯血肿、真性动脉瘤、局部感染、动静脉瘘，并为下一步治疗提供参考。对大假性动脉瘤、合并感染或计划手术修复的假性动脉瘤，应该完善 CTA 或血管造影检查，MRI 可确定瘤内有无附壁血栓。

### 三、处理

#### 1. 加压绷带压迫法

用消毒纱布叠成小方形垫置于患者瘤颈处，直接压迫，再用弹力绷带固定。压迫力度以动脉搏动消失为准。患者仰卧位平躺 24 h 后去除绷带。该方法成功率为 32%～78%。瘤体体积大(≥6 $cm^3$)和持续用抗凝剂者成功率低。腹股沟区皮肤破损、水疱、感染及瘤体偏大且靠近皮肤有破裂危险者应慎用或禁用此法。

2. 徒手压迫法

徒手压迫法持续用手压迫动脉瘤颈部 30 min 至数小时，再用弹力绷带包扎 24~48 h。适用于小的单纯的假性动脉瘤(瘤颈长 1~2 cm)。因压迫时间长，需用镇静剂或镇痛药。避免压力过大引起患者下肢缺血或局部皮肤坏死，避免长时间压迫静脉形成血栓并继发肺栓塞。明显肥胖、肢体缺血、局部皮肤损伤者或有感染者，不宜用此法。

3. 高位局部加压后穿刺抽血治疗

在距假性动脉瘤高位 2~3 cm 处加压，同时在瘤体内穿刺抽血减少瘤体内的血量，使瘤体内形成血栓。

4. 超声引导压迫疗法

超声确定假性动脉瘤的瘤颈后，直接使用超声探头或徒手压迫瘤颈，超声观察血流以保证完全压闭，10~20 min 后松开并用超声观察瘤体内是否仍存在血流，必要时重复压迫(图 1-3)。要求超声定位准确、垂直压迫、避免压迫股静脉、力度适宜(阻断瘤体血流，不影响动脉血流)。持续抗凝、肥胖、瘤体直径较大(直径超过 2 cm)、瘤颈较宽、血流速度快(超过 1.5 m/s)、穿刺点位于股动脉分叉以下者效果较差。

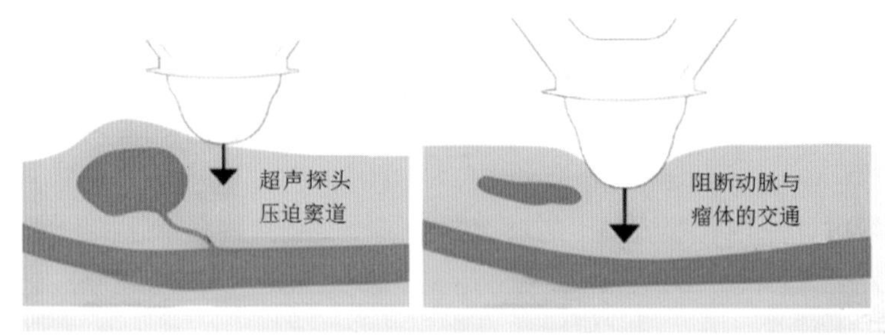


**图 1-3　超声引导压迫疗法**

## 知识拓展

(1)压迫法具有安全、有效、费用低廉的特点。

(2)压迫成功后应继续加压包扎 6~24 h 并限制患侧肢体活动。

(3)并发症有迷走神经反应、下肢动静脉血栓、假性动脉瘤破裂、皮肤水疱、皮肤破损等。

5. 超声引导下注射凝血酶

该方法成功率高，即使患者同时使用抗凝药物也不影响成功率。在超声引导下找到假性动脉瘤瘤体，将针尖置于远离瘤颈的位置及血流缓慢处(尽可能位于瘤底部)，随后向内缓慢注射凝血酶(剂量为 300~500 U/mL，总量 1~3 mL)，数秒即形成血栓(图 1-4)。注射凝血酶仍有残余分流时，可继续观察，多数可自然封闭，必要时可重复注射。穿刺针最好连接小三通，分别连接凝血酶注射器和生理盐水注射器。生理盐水注射器负压进针确定在瘤体内后，在超声持续监测下注射凝血酶。不可用凝血酶注射器回抽血液，否则血液会迅速凝固堵塞穿刺针而导致操作失败。瘤体内形成血栓后即用绷带包扎，患者卧床休息 4~6 h 或以上。注意观察局部是否有包块、杂音、足背动脉搏动等情况。动脉血栓发生风险高（瘤颈短者动脉栓塞的风险增加）、凝血酶过敏以及较小的假性动脉瘤（直径<2.5 cm）的患者，不宜使用此法。

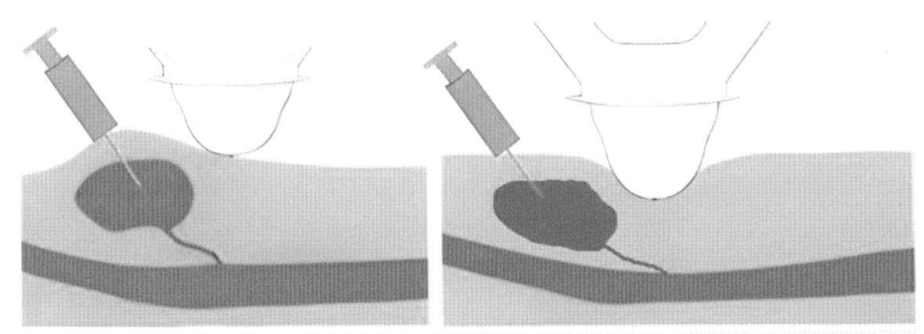

**图 1-4　超声引导下注射凝血酶**

6. Onyx 液体栓塞剂

美国 Micro Therapeutic 公司推出了栓塞动脉瘤的专用液态胶，该液态胶注入病灶后膨胀变成海绵状闭塞病灶，避免了注射装置与血管的黏连；Onyx 栓塞剂不会迅速凝固堵塞注射装置，近年来逐步应用于动脉瘤和动静脉畸形以及硬脑膜动静脉瘘的栓塞治疗。

7. 介入方法封堵假性动脉瘤

有报道该方法主要用于超声引导压迫疗法及注射凝血酶不适合或失败的患者。处理方法包括使用球囊、钨丝螺旋圈、弹簧圈等。对较表浅的假性动脉瘤，可经穿刺针送入弹簧圈或钨丝微弹簧圈闭塞动脉瘤；对预计巨大假性动脉瘤单用手术或血管内介入治疗难以成功者，可用球囊暂时阻断假性动脉瘤，再配合手术治疗。

8. 缝合器治疗股动脉巨大假性动脉瘤

该方法用于不适合超声引导压迫疗法及注射凝血酶的患者。该方法不适合瘤颈直径大于 3 mm 者（图 1-5）。

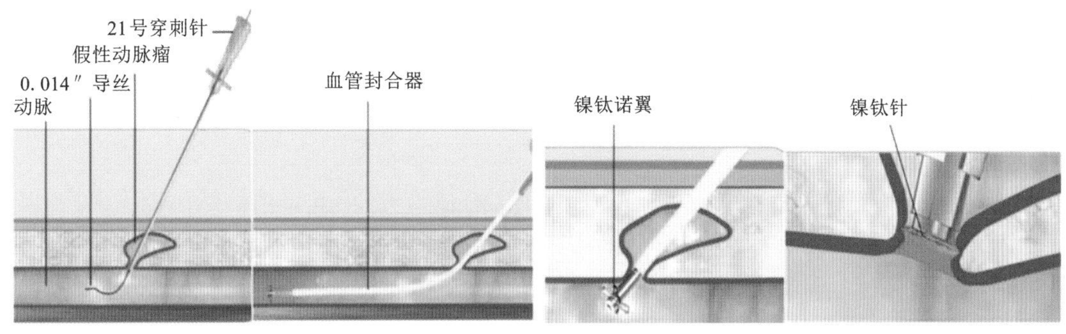


**图 1-5　缝合器治疗股动脉巨大假性动脉瘤**

9. 封堵

植入覆膜支架封堵。

10. 外科手术治疗

外科手术治疗已经很少使用，但如果患者出现血压无法维持、急性肢体缺血、压迫神经等急性事件或合并感染、解剖结构复杂时仍要考虑手术。动脉瘤进行性扩大、破裂风险大或活动性出血患者也要考虑手术治疗。手术方法有载瘤动脉结扎、动脉瘤切除端端吻合及血管移植、动脉瘤囊内血管修补等。

### 四、预防

(1)术者应严格、规范、准确地进行股动脉穿刺，避免穿刺针越过腹股沟韧带。
(2)避免反复穿刺股动脉。
(3)避免暴力操作，避免盲目送导丝，全程应在透视及无阻力前提下前送入导丝。
(4)尽量避免使用大号的动脉导管或鞘管。
(5)正确使用压迫止血方法；拔管前触摸鞘管走向。
(6)术后规范制动，患者避免过早下床活动。

## 第十一节　股动静脉瘘

动静脉瘘(arterio-venous fistula)是指出现在动脉和静脉之间的瘘管，多在穿刺后数天内出现。发生率为0.15%~0.87%。多位于腹股沟韧带下3 cm处，因为此处股静脉多位于股动脉或其分支的下方。

### 一、原因

发病原因：①女性；②老年；③股动脉、股静脉走行变异，如股动脉、股静脉不是左右平行走行，而是前后平行走行，穿刺时同时穿透股动脉和股静脉；④抗凝治疗增加股动静脉瘘的风险；⑤穿刺不当或位置过低，动静脉同时被穿透；⑥反复多次穿刺进入股动脉及股静脉；⑦导丝送入动脉过短，送入血管鞘时，其扩张鞘穿透动静脉血管壁；⑧鞘管粗大。

### 二、临床表现

患者腹股沟处疼痛，可出现搏动性包块，触诊有震颤，听诊有连续性吹风样杂音，肢体远端可有静脉怒张，皮温降低，静脉压升高等。

### 三、诊断

彩色多普勒超声及血管造影检查有确诊价值。分流量大的，可伴有静脉血管扩张；分流量小的，静脉血管可不扩张。彩色多普勒超声诊断准确率可接近100%。动脉造影检查可确定瘘口部位、大小、形态、血管扩张及健侧肢体循环情况，可为制订方案提供依据。选择性动脉造影是“金标准”，动静脉同时显影，静脉显影较淡，瘘口近远端静脉轻度扩张。

### 四、处理

(1)超声引导压迫治疗：在超声引导下找到瘘口，准确定位加压，包扎完毕后再次超声检查或听诊，确定没有血液漏出或者杂音，患肢制动并持续包扎 12~24 h，后再次超声检查。

长时间大力度包扎可引起穿刺点皮肤破溃、远端肢体缺血和静脉回流受阻。因此，建议长时间小力度压迫，即用弹力绷带长时间、小力度加压包扎数天或数十天，力度以足背动脉搏动减弱为宜。治疗期间可不要求患者绝对卧床休息，允许患者进行适当的活动。抗凝治疗影响局部血栓形成，对保守治疗动静脉瘘有一定影响。

(2)植入覆膜支架。

(3)弹簧圈封堵：该方法有效但需要很高的技巧。一旦弹簧圈脱落到肺动脉，将导致肺动脉栓塞。

(4)外科手术治疗：动脉修补、瘘道结扎。

### 五、预防

(1)术者应严格、规范、准确地进行股动脉穿刺，避免穿透股动脉。

(2)避免反复穿刺股动脉。

(3)穿刺时动作要慢，边进针边观察，如从穿刺针流出暗红、缓慢的静脉血，应停止进针，压迫数分钟，调整穿刺位置再进行穿刺。

(4)穿刺成功后，送入的导丝应尽量长，可以探寻入路是否顺畅，同时可避免导丝送入过浅导致鞘管同时穿透股动脉和股静脉。

(5)尽量避免使用大号的鞘管或导管。

## 第十二节　其他外周血管并发症

### 一、内乳动脉夹层

用 JR 造影导管行内乳动脉造影时，如果导管进入内乳动脉，用力推注造影剂可导致其开口夹层。造影导丝、导管不慎进入内乳动脉时，可以导致内乳动脉夹层，甚至穿孔导致胸部血肿、血胸。

治疗：患者一旦发生内乳动脉夹层，即停用抗凝、抗血小板药物，观察和维持患者生命体征，检查其血常规、心功能等，必要时行血管造影并行介入治疗或外科治疗。

预防：送入导丝过程应在全程透视下进行。

### 二、肾出血

肾出血发生率低。从股动脉路径行介入诊疗，并且使用超滑导丝，“盲送”超滑导丝在上行过程中进入肾动脉，可导致肾脏损伤。严重肾脏损伤后可见患者血压下降或尿血，严重者出现严重肾出血、腹膜后血肿、休克，甚至死亡。超声可见肾脏影巨大、腹膜后血肿。

治疗：一旦发生肾出血，停用抗凝、抗血小板药物，观察和维持患者生命体征，检查其血常规、心功能等，并请泌尿外科医生会诊协助治疗。

预防：导丝上行过程应在全程透视下进行。

## 三、深静脉血栓形成

### (一)原因

深静脉血栓形成原因：穿刺时损伤股静脉，诱发血栓形成；拔出血管鞘时压力过大或压迫时间过长，或制动时间过长。下肢血栓形成高危患者，如下肢静脉瓣受损、原有血栓形成等，则易形成深静脉血栓。

### (二)临床表现

患者穿刺侧肢体肿胀、疼痛、浅静脉曲张或出现红斑，肿胀的范围可由脚踝部至大腿，取决于血栓在下肢形成的水平。小腿以下肿胀，血栓位于腘静脉；膝关节以下肿胀，血栓位于股浅静脉；肿胀累及大腿者，血栓位于股静脉。

### (三)处理

给予患者肝素或低分子肝素抗凝治疗；早期可考虑溶栓治疗，可选择尿激酶，先予4000 U/kg 的剂量，30 min 内静脉注射，继以 60 万~120 万 U/d，维持 72~96 h，必要时延长至 5~7 d。也可选用特异性纤溶酶原激活剂如阿替普酶、瑞替普酶、替奈普酶，溶栓效率更高，不良反应更小。溶栓方法包括导管接触性溶栓和系统溶栓，导管接触性溶栓是将溶栓导管置入静脉血栓内，溶栓药物直接作用于血栓；系统溶栓是经外周静脉全身应用溶栓药物。导管接触性溶栓溶解率高、治疗时间短、并发症少，为临床首选的溶栓方法。如血栓长时间不消失，应考虑长期抗凝治疗。无论溶栓或抗凝，都要谨防血栓脱落造成肺栓塞，必要时应先行下腔静脉滤器治疗。其他方法包括血栓破碎、血栓抽吸术和其他介入治疗等。

### (四)预防

(1)拔出血管鞘时避免压力过大，患者避免长时间压迫和制动。

(2)术后对患者进行静脉血栓栓塞症(venous thromboembolism，VTE)评分，血栓风险高者，尽早开始下肢主动或被动活动、必要时采取机械预防和药物预防。

## 四、脑动脉血栓

脑动脉血栓的发生率为 0.07%。来源于冠状动脉内、导管内、心腔内甚至心脏瓣膜表面的粥样斑块、血栓赘生物等。血栓形成原因：肝素盐水冲洗或擦拭不充分，肝素抗凝不充分(肝素用量不足；用磺达肝癸钠抗凝，介入治疗时未补充肝素等)，且操作时间较长导致血栓形成，导管或导丝操作不当致使血栓脱落至脑动脉；进行左室造影时，猪尾导管操作不当或高压注射造影剂引起心腔内血栓脱落至脑动脉；导管内血栓形成而未引起术者的察觉，推注造影剂或药物时，血栓脱落至脑动脉；球囊导管、导丝等再次进入体内前未充分擦拭干净表面的血栓，血栓脱落至脑动脉。一旦发生脑动脉血栓可能，应立即完善头部 CT 或 DWI 检查，明确诊断后请神经内科医生会诊协助处理。预防的关键是抗凝要充分，术者要规范、轻柔操作。

## 五、外周动脉夹层或穿孔

外周动脉夹层或穿孔多见于桡动脉、股动脉、内乳动脉、胸廓外侧动脉、股动脉、髂动脉及其分支。

### （一）原因

患者原有严重的主动脉硬化狭窄病变；桡动脉、肱动脉或锁骨下动脉、髂动脉、腹主动脉严重迂曲；手术过程中术者粗暴操作，盲目、粗暴送入造影导丝、血管鞘，特别是阻力大时仍大力推送；穿刺部位局部损伤血管内膜。

### （二）预防

（1）术者应准确、规范地穿刺。

（2）术前检查患者动脉搏动情况，听诊有无杂音，若动脉搏动明显减弱或闻及血管杂音，高度提示动脉狭窄，应行血管超声检查明确有无病变，如动脉严重狭窄，宜更换入路。

（3）术者推送导管、导丝过程，应在全程透视情况下进行，如遇阻力，宜先进行血管造影明确血管情况，再在影像引导下送入导丝，随后轻柔推送导管。

## 参考文献

[1] JAO Y T, CHEN Y, FANG C C, et al. Mediastinal and neck hematoma after cardiac catheterization[J]. Catheter Cardiovasc Interv, 2003, 58(4): 467-472.

[2] PARIKH P, STANILOAE C, COPPOLA J. Pain in the neck a rare complication of transradial cardiac catheterization[J]. J Invasive Cardiol, 2013, 25(4): 198-200.

[3] CHEN S C, WANG C S, CHUANG S H, et al. Mediastinal hematoma caused by central venous catheterization: a rare cause of obscure blood loss[J]. Kaohsiung J Med Sci, 2009, 25(8): 460-464.

[4] 李泽华，关贤颂. 经桡动脉 PCI 并发纵隔血肿 2 例[J]. 疑难病杂志，2011，10(7)：558-559.

[5] ESHAGHY B, LOEB H S, MILLER S E, et al. Mediastinal and retropharyngeal hemorrhage. A complication of cardiac catheterization[J]. JAMA, 1973, 226(4): 427-431.

[6] ARSANJANI R, ECHEVERI J, MOVAHED M R. Suecessful coil embolization of pericardiacophrenic artery perforation occurring during transradial cardiac catheterization via right radial artery[J]. J Invasive Cardiol, 2012, 24(12): 671-674.

[7] 桑震池，金惠根，刘宗军，等. 经桡动脉冠状动脉造影术后颈部合并纵隔血肿一例[J]. 中国介入心脏病学杂志，2012，20(1)：49-50.

[8] 张欢，张延斌. 成功救治经桡动脉行介入治疗致纵隔血肿 1 例[J]. 中国介入心脏病学杂志，2016，24(1)：50-52.

[9] FREEMAN R V, DONNELL M, SHARE D, et al. Nephropathy requiring dialysis after percutaneous coronary intervention and the critical role of an adjusted contrast dose [J]. American Cardiology, 2002, 90: 1068-1073.

[10] 朱可，张娜，付强，等. 经桡动脉行冠状动脉介入诊疗中桡动脉痉挛的发生及其预测因素[J]. 岭南

心血管病杂志，2016，23(2)：138-140.

[11] 杨伟宪，乔树宾，刘蓉，等.经桡动脉途径冠状动脉介入诊疗并发症[J].中华心血管病杂志，2014，5(42)：406-412.

[12] 陈纪林.冠心病介入治疗并发症的防治[M].北京：人民卫生出版社，2010.

[13] 中华医学会外科学分会血管外科学组.深静脉血栓形成的诊断和治疗指南[J].3版.中国普通外科学杂志，2019，32(9)：807-812.

[14] LEE M S，APPLEGATE B，RAO S V，et al. Minimizing femoral artery access complications during percutaneous coronary intervention：a comprehensive review[J]. Catheter Cardiovasc Interv，2014，84：62-69.

[15] RUZSA Z，TóTH K，JAMBRIK Z，et al. Transralial aceess for renalartery intervention[J]. Interv Med Appl Sci，2014，6：97-103.

[16] 范延红，王海昌.心血管介入术血管并发症的防治[J].中国实用内科杂志，2010，30(7)：594-596.

[17] 黄岚，晋军，曹军，等.超声引导凝血酶注射治疗股动脉假性动脉瘤可行性及影响因素探讨[J].中华超声影像学杂志，2004，13(7)：528-531.

[18] TRIMARCHI S，SMITH D E，SHARE D，et al. Retroperitoneal hematoma after percutaneous coronary intervention：prevalence，risk factors，management，outcomes，and predictors of mortality：a report from the BMC2(Blue Cross Blue Shield of Michigan Cardiovascular Consortium) registry[J]. JACC Cardiovasc lnterv，2010，3：845-850.

[19] SHEREV D A，SHAW R E，BRENT B N. Angiographic predictors of femoral access site complications：implication for planned percutaneous coronary intervention[J]. Catheter Cardiovasclnterv，2005，65：196-202.

[20] PITTA S R，PRASAD A，KUMAR G，et al. Location of femoral artery access and correlation with vascular complications[J]. Cathet Cardiovasc Interv，2011，78：294-299.

[21] AHMED B，PIPER W D，MALENKA D，et al. Significantly improved vascular complications among women undergoing percutaneous coronary intervention：a report from the Northern New England Percutancous Coronary Intervention Registry[J]. Circ Cardiovasc Interv，2009，2：423-429.

[22] 郑望，魏易洪，邓兵，等.经桡动脉冠脉介入治疗中桡动脉痉挛发生的相关因素[J].介入放射学杂志，2013，12(1)：986-988.

[23] 臧君仁.经桡动脉实施冠心病介入诊疗发生桡动脉痉挛的分析[J].中国医药指南，2013，32(13)：429-430.

[24] 马礼坤，余华，冯克福，等.急性心肌梗死转运行直接冠状动脉介入治疗的安全性及临床疗效[J].中华心血管病杂志，2012，36(6)：485.

[25] 杨志强.经桡动脉实施冠心病介入诊疗发生经桡动脉痉挛的临床分析[J].中国医药指南，2014，21(12)：213-214.

[26] NIKOLSKY E，MEHRAN R，HALKIN A，et al. Vascular complications associated with arteriotomy closure devicesin patients undergoing percutaneous coronary procedures；a meta-analysis[J]. J Am Coll Cardiol，2004，44：1200-1209.

[27] 钟继明，李浪，陆永光，等.经桡动脉冠心病介入诊疗中桡动脉痉挛的发生及其预测因素[J].介入放射学杂志，2011，12(4)：265-268.

[28] SETO A H，ABU-FADEL M S，SPARLING J M，et al. Real-time ultrasound guidance facilitates femoral arterial access and reduce vascular complications；FAUST(Femoral Arterial Access With Ultrasound Trial)[J]. JACC Cardiovasc lnterv，2010，3：751-758.

[29] DE ANDRADE P B，E MATTO L A，TEBET M A，et al. Design and rationale of the Angio Seal versus the

Radial approach in acute coronary SyndromE(ARISE) trial: a randomized comparison of a vascular closure device versus the radial approach to prevent vascular access site complications in non-ST-segment elevation acute coronary syndrome patients[J]. Trials, 2013, 14: 435-442.

[30] SANBORN T A, EBRAHIMI R, MANOUKIAN S V, et al. Impact of femoral vascular closure devices and antithrombotic therapy on aecess site bleeding in acute coronary syndromes: The Acute Catheterization and Urgent Intervention Triage Strategy(ACUITY) trial[J]. Cire CardiovascInterv, 2010, 3: 57-62.

[31] 林陶玉, 程青虹. 经桡动脉介入治疗术后桡动脉闭塞的干预及效果评价[J]. 山东医药, 2012, 52(43): 63-64.

[32] APPLEGATE R J, SACRINTY M T, KUTCHER M A, et al. Trends in vascular complications after diagnostic cardiac catheterization and percutancous coronary intervention via the femoral artery 1998 to 2007[J]. J Am Coll CardiolIntv, 2008, 1: 317-326.

[33] 李为民, 李悦. 心脏介入治疗并发症防治[M]. 北京: 北京大学医学出版社, 2012.

[34] BAKER N C, ANSEL G M, RAO S V, et al. The choice of arterial access for percutaneous coronary intervention and its impact on outcome: An expert opinion perspective[J]. Am Heart J, 2015, 170: 13-22.

[35] RAPOPORT S, SNIDERMAN K W, MORSE S S, et al. Pseudoaneurysm: a complication of faulty technique in femoral arterial puncture[J]. Radiology, 1985, 154: 529-530.

[36] 李爱琴, 郑海军, 晋辉, 等. 经桡动脉径路冠脉介入治疗并发前臂血肿[J]. 中原医刊, 2008, 35(2): 81.

[37] 董金虎. 经桡动脉冠心病介入诊疗中桡动脉痉挛的发生及其预测因素[J]. 中国继续医学教育, 2015, 11(8): 34-35.

[38] FAROUQUE H M, TREMMEL J A, RAISSI SHABARI F, et al. Risk factors for the development of retroperitoneal hematoma after percutaneous coronary intervention in the era of glycoprotein Ⅱb/Ⅲa inhibitors and vascular closure devices[J]. J Am Coll Cardiol, 2005, 45(3): 363-368.

[39] DOYLE B J, TING H H, BELL M R, et al. Major femoral bleeding complications after percutaneous coronary intervention: incidence, predictors, and impact on long-term survival among 17, 901 patients treated at the Mayo Clinic from 1994 to 2005[J]. JACC Cardiovasc Interv, 2008, 1(2): 202-209.

[40] BRENER S J, MOLITERNO D J, LINCOFF A M, et al. Relationship between activated clotting time and ischemic or hemorrhagic complications: analysis of 4 recent randomized clinical trials of percutaneous coronary intervention[J]. Circulation, 2004, 110(8): 994-998.

# 第二章　冠状动脉并发症

## 第一节　冠状动脉穿孔

冠状动脉穿孔（coronary artery perforation）是指造影剂经冠状动脉撕裂处泄漏至血管外，是冠脉介入治疗中少见但非常严重的并发症，部分患者短时间内即可发生心包压塞，常危及生命。冠状动脉穿孔发生率为0.1%～0.58%，接受旋磨、旋切、激光成形术的患者，穿孔的发生率更高，其中球囊与器械导致的穿孔占74%，指引导丝导致的穿孔占20%，其余6%原因不确定。冠脉穿孔患者死亡的发生率为0～9.5%，心肌梗死患者死亡的发生率为4%～26%，急诊外科手术患者死亡的发生率为24%～36%。冠状动脉穿孔可发生在不同大小的血管，也可以发生在末梢血管而不易被发现。具体表现形式包括冠脉-心室瘘、心包积血或心包压塞、冠状动静脉瘘等。少数患者可出现迟发性心包压塞。

指引导丝所致的冠状动脉远端穿孔的处理方法有其自身特点，将在"导管和指引导丝的并发症"章节介绍。本节穿孔指球囊、支架、旋磨头等所致的冠状动脉穿孔。

### 一、分型

#### （一）Ellis 分型

Ellis 将冠状动脉穿孔分为三型（图 2-1）。

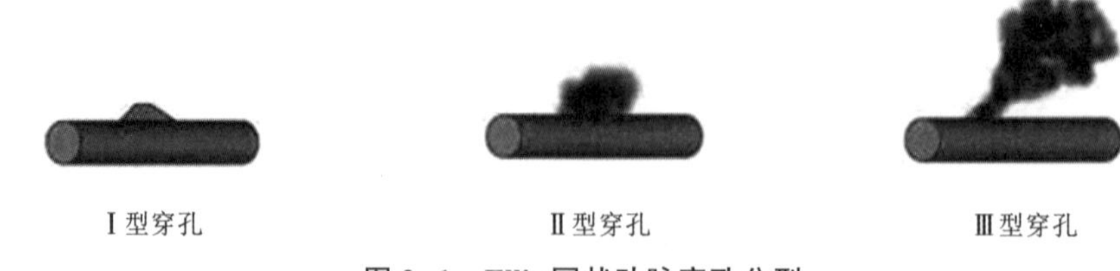


**图 2-1　Ellis 冠状动脉穿孔分型**

1. Ⅰ型穿孔

Ⅰ型穿孔造影上可见到局灶性龛影或呈蘑菇状向管腔外凸出，局限于管壁中层或外膜，未穿破到血管外，无对比剂外渗，一般不会引起心包压塞。一般认为是良性的，但有部分会导致迟发性的心包压塞。

2. Ⅱ型穿孔

Ⅱ型穿孔为局限性外漏，破口直径<1 mm，可见到造影剂渗至心包或心肌，无喷射状外溢，少数患者出现心包压塞。球囊延长时间低压扩张处理后，穿孔多能封闭，死亡、心肌梗死或心包压塞的发生率较低。

3. Ⅲ型穿孔

造影剂持续外漏，穿孔直径≥1 mm，大量造影剂持续外溢，多数患者出现心包压塞。Ⅲ型穿孔分为两种亚型。ⅢA 型：向心包破溃，导致急性心包压塞，需要立即行心包穿刺引流甚至外科手术修补。ⅢB 型：向心室或冠状静脉破溃，造成瘘管形成，病情相对稳定。

### （二）Ajlui 分型

Ajlui 根据影像学特征将冠状动脉穿孔分为两型。

1. Ⅰ型穿孔（限制型穿孔）

造影剂呈蘑菇状向血管外突出或造影剂限制性外漏（EllisⅠ型和Ⅱ型）。

2. Ⅱ型穿孔（自由穿孔）

造影剂持续外漏入心包、心腔或冠状静脉（EllisⅢ型）。

## 二、原因

1. 临床因素

导致冠状动脉穿孔的临床因素包括高龄、女性、合并糖尿病、心力衰竭、强力抗凝和抗血小板、在心肌梗死后 3~5 天行介入治疗等。接受血小板糖蛋白Ⅱb/Ⅲa 受体拮抗药治疗的患者，穿孔后心包压塞的可能性增加。

2. 病变因素

病变因素包括：冠状动脉慢性闭塞、扭曲、成角、弥漫性病变、钙化、小血管、分叉病变、心肌桥、斑块破裂等。其中慢性闭塞病变患者行介入治疗时，有以下情况者冠状动脉穿孔发生率较高：①完全闭塞；②闭塞时间>3 月者；③闭塞长度>15 mm；④闭塞端的形态为齐头；⑤闭塞端无边支血管开口；⑥闭塞端存在桥侧支；⑦闭塞血管段有扭曲；⑧闭塞病变近端重度扭曲；⑨严重的钙化病变；⑩近端弥漫病变的闭塞。

3. 器械因素

①指引导管操作不慎；②指引导丝特别是较硬的指引导丝或超滑指引导丝；③在未证实指引导丝在血管真腔的情况下盲目使用球囊扩张或送入微导管；④普通球囊或高压球囊或支架直径过大（球囊/血管>1∶1.2）、扩张压力过高或支架植入后高压扩张；⑤切割球囊直径过大（冠脉直径≥3.0 mm 时，球囊/血管>1.1∶1.0；冠脉直径<3.0 mm 时，球囊/血管>1∶1）、扩张压力过高；⑥钙化病变使用球囊高压扩张；⑦球囊破裂，造影剂高压喷射；⑧支架边缘在血管成角的部位；⑨旋切装置过大或激光使用不当；⑩旋磨时旋磨头直径过大（旋磨头/血管>0.7~0.8）、旋磨严重成角（>90°）病变、旋磨导丝偏倚、旋磨偏心斑块、不适当的旋磨手法（用力推送而非“缓进快出”地轻柔操作旋磨头）导致旋磨头穿透血管或导致冠状动脉严重夹层等。

4. 操作因素

术者缺乏丰富的冠脉解剖知识和影像学知识，介入治疗经验不足，对冠脉病变不能正确评估，未充分掌握不同介入器械的特点。

## 三、处理

冠状动脉主支穿孔的处理包括非外科手术处理与外科手术处理，处理原则为封闭穿孔和保持血流动力学稳定，应首先考虑解除心包压塞，必要时进行外科手术治疗。冠状动脉主支穿孔的处理流程见图 2-2。

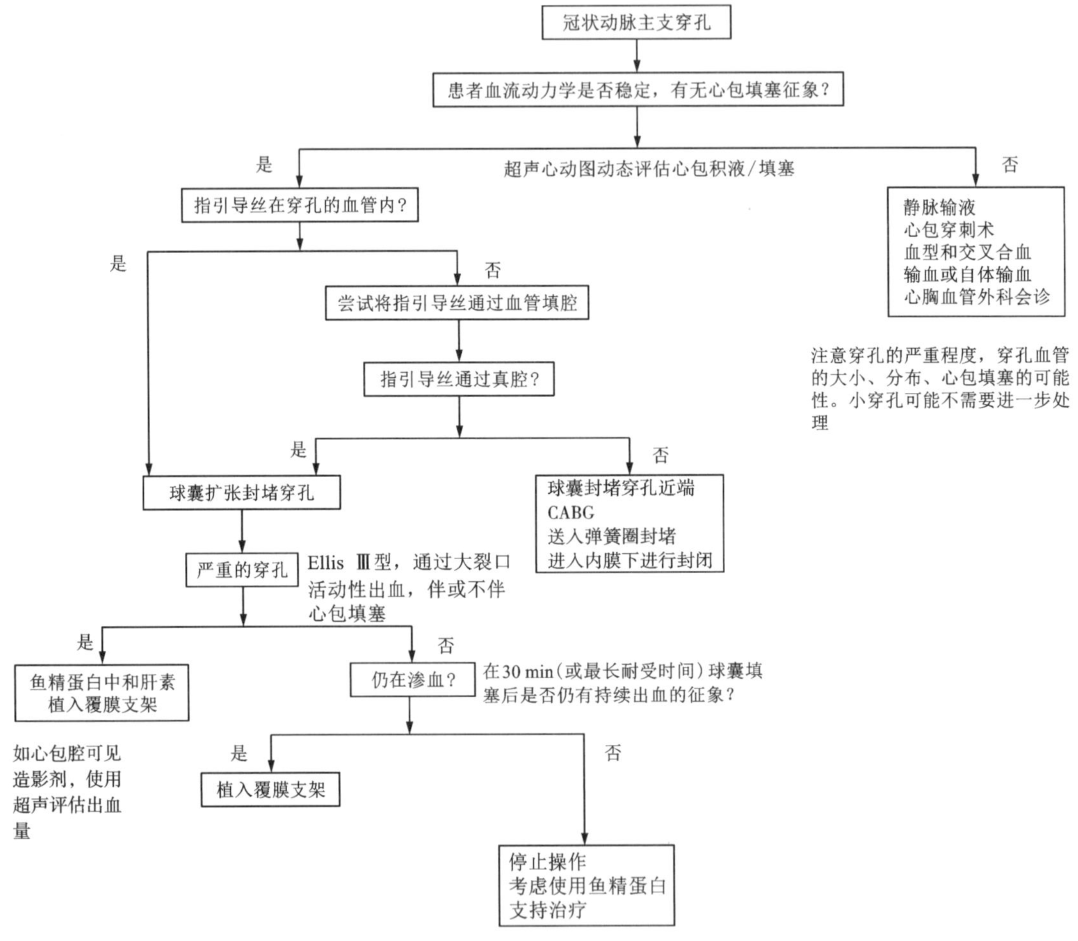


**图 2-2　冠状动脉主支穿孔的处理流程图**

（1）常备抢救仪器和药品。

（2）术者应轻柔操作指引导管、指引导丝及其他器械。

（3）术中细致观察（眼观四路，耳听八方），时刻关注显示屏所示患者心率、心律、血压变化；关注患者有无异常反应，如诉说不适、抽搐或无反应等。发现异常迹象，应立即到床头观察患者的面色、神志、呼吸、有无出冷汗，询问患者有无胸闷、胸痛、濒死感、气短等不适。如患者出现异常反应，同时有血压下降、心率减慢或增快症状时，应高度怀疑心包压塞。如低血压难以纠正，也应考虑心包压塞可能，此时应立即造影及透视明确有无冠脉穿孔及心包压塞。

（4）冠脉穿孔的处理。

1）持续低压力扩张。确定冠脉穿孔后，立即用手边的球囊以2~6 atm的低压力持续扩张10 min（多选直径为2.0 mm或2.5 mm的球囊；如有灌注球囊更佳；如支架球囊尚未退出，直接用支架球囊低压力扩张）。如扩张后仍未完全封闭破孔，可再行球囊低压力扩张持续15~45 min。长时间球囊扩张，可导致患者心肌缺血，甚至心肌梗死、远端血栓形成，如无灌注球囊，可送入微导管至穿孔的远端后再行球囊低压扩张，同时将另置于动脉的血管鞘与微导管相连（小三通管）持续向穿孔远端冠状动脉供血。

2）如患者血压低，可予以快速输液，增加循环血量，并使用血管活性药物维持其血压，必要时用主动脉内球囊反搏（intra-aortic balloon pump，IABP）、体外膜肺氧合（extracorporeal membrane oxygenation，ECMO）辅助治疗。

3）低压力封堵仍有出血者，可考虑用鱼精蛋白中和肝素，使ACT<200 s。存在的风险是鱼精蛋白可能导致指引导管及冠脉内血栓形成。

## 知识拓展

根据肝素使用时间决定鱼精蛋白的给药剂量

（1）普通肝素　①即刻给药：1.0~1.5 mg鱼精蛋白中和100 U肝素。②给药时间30~60 min：0.5~0.75 mg鱼精蛋白中和100 U肝素。③给药时间>2 h：0.25~0.375 mg鱼精蛋白中和100 U肝素。

（2）达肝素钠　1 mg鱼精蛋白中和100 U达肝素钠；若使用鱼精蛋白后患者仍持续出血或APTT延长，可额外给予鱼精蛋白0.5 mg（中和100 U达肝素钠）。

3. 依诺肝素　①距上次给药时间<8 h，按依诺肝素量：鱼精蛋白量=1∶1的比例给药；②距上次给药时间8~12 h，按依诺肝素：鱼精蛋白=2∶1的比例给药；③距上次给药时间≥12 h，无须给药；若患者持续出血或APTT延长，可考虑按依诺肝素：鱼精蛋白=2∶1的比例给药（依诺肝素与鱼精蛋白均以mg为单位）。

4）植入带膜支架：如持续球囊低压力扩张仍不能封闭穿孔，应立即植入带膜支架。植入带膜支架要求指引导管支撑力好、同轴性好，同时要求指引导丝有较好的支撑力，避免过度用力推送支架引起导丝脱落，支架定位要准确，带膜支架植入后需高压扩张。带膜支架应选择长一些。采用双指引导管技术，可以有效缩短支架输送时间，最大限度地减少Ⅲ度冠脉穿孔的血液外渗量。

带膜支架有生产商提供的冠状动脉预装带膜支架，可直接植入。如导管室没有备用冠状动脉预装带膜支架，往往需要自制带膜支架。自制带膜支架通常有两种方法：球囊自制带膜支架和3M贴膜自制带膜支架，制作要点如下。

①球囊带膜支架的制作要点：选择直径及长度大于或者等于原植入支架的新支架，最好选择与新支架等直径等长度的新球囊，在球囊两端Marker处剪断，取下球囊，套在新支架上，用可吸收的细线（7-0或者更细）将球囊捆扎在支架上（至少在前端、尾端两处）（图2-3）。需要注意的是，细线捆扎太松球囊会脱落，捆扎线太粗，支架不能有效张开。

扩张自制覆膜支架的时间要长，否则支架连同球囊不能完全扩张开。患者术后需强化抗凝、抗血小板治疗。

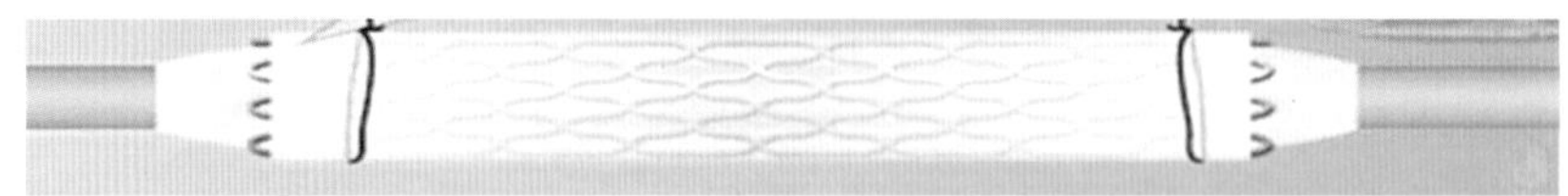

**图 2-3　自制球囊带膜支架**

来源：改良自靳志涛《漫画说介入：冠脉穿孔时自制覆膜支架的五大方法》。

②3M 贴膜带膜支架制作要点：避免手套直接接触无纸板的 3M 贴膜(有胶的一面)；贴膜比支架短 2 mm；旋转纸板前，将贴膜与支架压实、贴紧；旋转纸板不要超过 3 圈(图 2-4)。

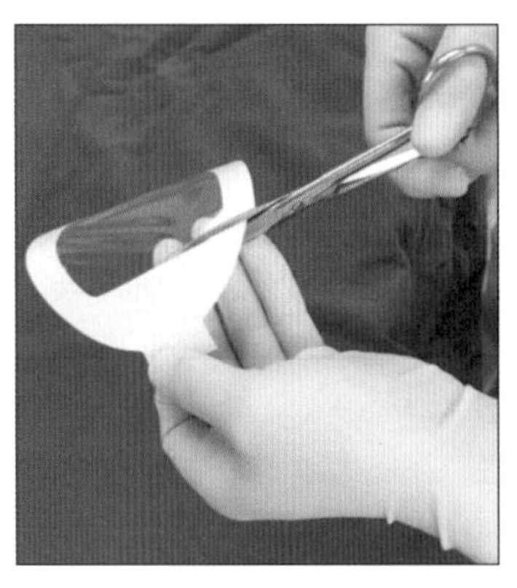

(a) 沿边剪去无纸板的部分

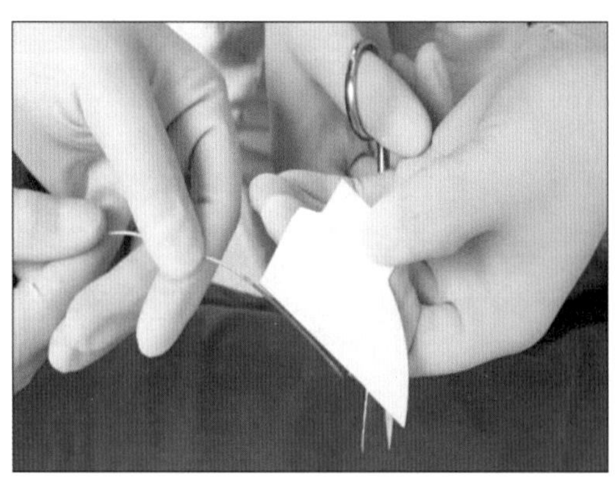

(b) 剪成合适的长度（比支架短2 mm）

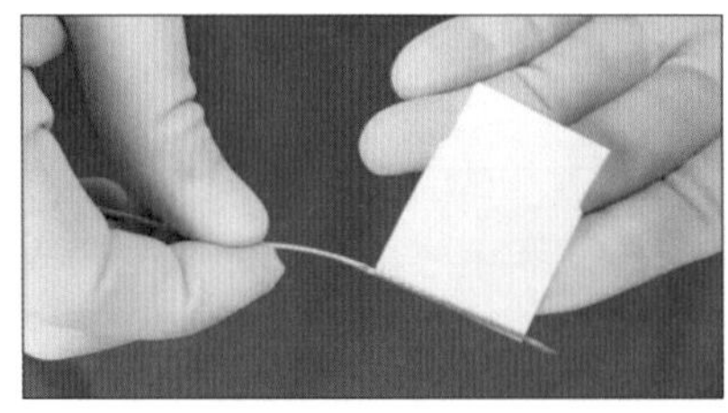

(c) 调整好位置（两端均在支架1 mm内）

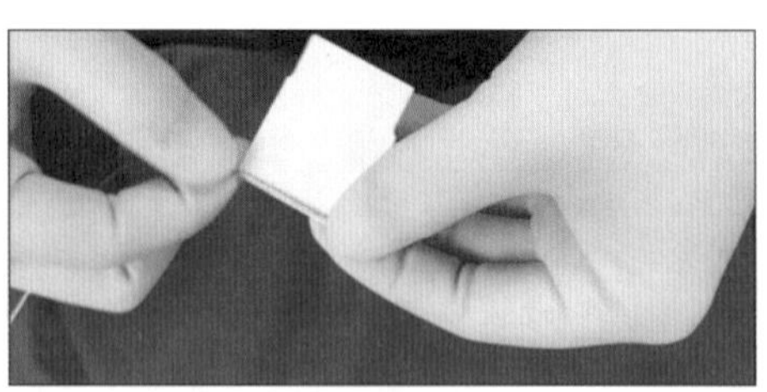

(d) 压实起始部分（干手套）

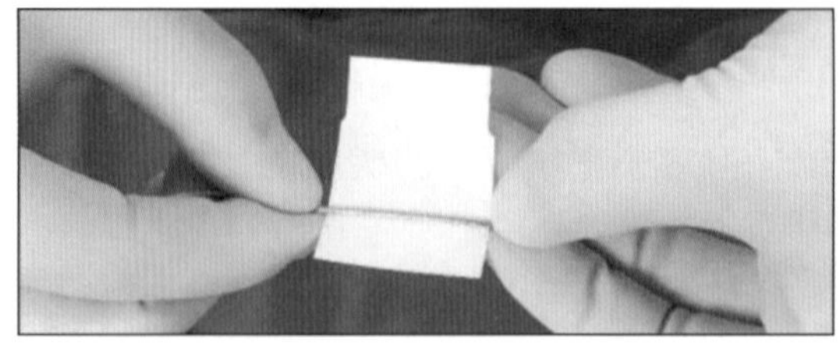

(e) 旋转纸板3圈（不是旋转支架）

(f) 剪去多余的部分，自制带膜支架完成

**图 2-4　自制 3M 贴膜带膜支架**

5）有交通支的冠状动脉穿孔，正向血流和逆向血流均须完全阻断，才能完全终止穿孔的血管血液外渗。

6）心包压塞一旦发生，应立即进行X线引导下的心包穿刺引流（心包压塞处理，详见本书第二章第九节）。

7）个例报道：在置管引流出心包腔内血液后，立即在心包腔内推注凝血酶500～1000 U，多数患者即刻可停止出血，若还有出血则追加凝血酶500～1000 U，能有效止血。

8）个例报道，重叠植入多个支架可封闭穿孔。

## 四、预防

PCI前仔细阅读造影影像，详细分析患者病变血管的走向、病变性质、形态特征和侧支循环情况，制定正确的手术策略，选择合适的手术器械，可避免冠状动脉穿孔的发生。送入指引导管或指引导丝动作应轻柔，避免粗暴、反复操作和动作过快。

（1）处理闭塞病变时，需多体位投照，一定要证实导丝远端在真腔，否则不能送入微导管和进行球囊扩张。

（2）球囊或支架的选择：球囊的大小应与管腔的直径相匹配，扩张压力不宜过高，尤其是扩张钙化病变、慢性闭塞病变、高度狭窄病变、成角病变时，应逐渐增加其球囊直径和扩张压力，尽可能用能扩张起来的最小压力，以避免球囊破裂。忌用大球囊、高压力反复扩张病变。对扭曲、女性、钙化的病变，球囊选择要偏小。

选择合适的支架尺寸和精确定位，通常可避免支架导致的穿孔。如果选择的支架偏大，用低于命名压释放后，再用于相应直径的高压球囊后扩张；后扩张时球囊不要超出支架边缘，尤其是不要超出支架远端边缘；后扩张的压力不宜过高。除非前降支特别粗大，一般不选择直径为4.0 mm的支架；支选回旋支架时其直径要比目测的血管直径小0.25 mm。钙化病变扩张压力可稍高些，应使支架充分贴壁。如钙化病变处支架膨胀不全，可以先选择小一号的高压球囊高压扩张，再选用相应直径的高压球囊稍低压扩张；也可以选择经皮冠状动脉腔内冲击波球囊导管成形术（intravascular lithotripsy，IVL）。

不宜使用支架球囊高压扩张支架连接处或支架近段的血管。

（3）同样的压力反复扩张或长时间扩张，狭窄部分的血管或支架可出现“疲劳”现象，而得到充分扩张，可避免高压力扩张，减少冠脉穿孔的风险。

（4）应先充分预处理病变再植入支架，特别是钙化病变，需要使用高压球囊、切割球囊、双导丝球囊或棘突球囊等充分扩张，严重钙化病变应考虑优先选择旋磨销蚀钙化病变或经皮冠状动脉腔内冲击波球囊导管成形术震碎，以破坏钙化病变，避免首先使用普通球囊或高压球囊反复高压力扩张。

（5）严重钙化病变，没有充分预处理时，应避免植入支架，避免支架扩张不充分后使用高压球囊高压力反复扩张。

（6）使用旋磨、旋切、激光及切割球囊等时，应选择大小合适的器械，动作应轻柔，旋磨头/血管直径≥0.8时，穿孔的概率高。严重扭曲、成角病变不宜旋磨。

（7）如确实无法避免在心肌桥内植入支架，则应十分小心，支架要覆盖全部肌桥段，直径应偏小，释放压力以中、低压力为妥。最好避免植入支架。

(8)球囊破裂后，要造影明确有无冠状动脉穿孔。

(9)介入手术完成后要在全部撤出导丝及球囊后进行多角度冠脉造影，且至少要有1次长影像以便确认有无冠脉穿孔。

## 典型病例

病例1：患者，男性，83岁，因反复活动后胸闷2月入院。2月前患者因胸痛诊断为急性下壁心肌梗死，在我院行右冠PCI术。患者前降支狭窄80%，仍有胸闷。本次为行前降支PCI来我院治疗。该患者诊断为冠心病，近期心肌梗死，稳定型心绞痛。前降支植入规格为2.75 mm×36 mm的支架，送入3.0 mm×12 mm大小的高压球囊后扩张时，冠状动脉穿孔。3.0 mm×12 mm高压球囊封堵不成功，患者出现心包压塞，行心包穿刺。植入2.5 mm×14 mm 3M贴膜自制带膜支架，送入3.0 mm×12 mm高压球囊后扩张，封堵成功(图2-5)。

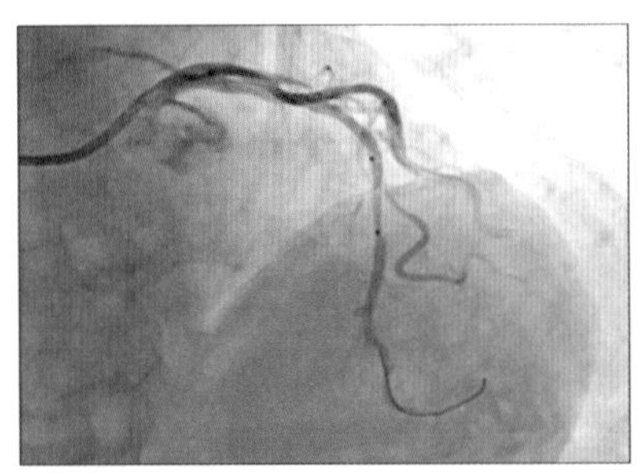
(a) 前降支严重狭窄

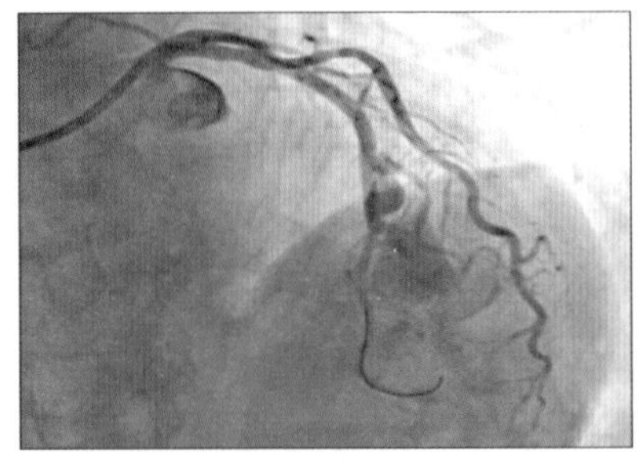
(b) 植入支架，后扩张时前降支穿孔

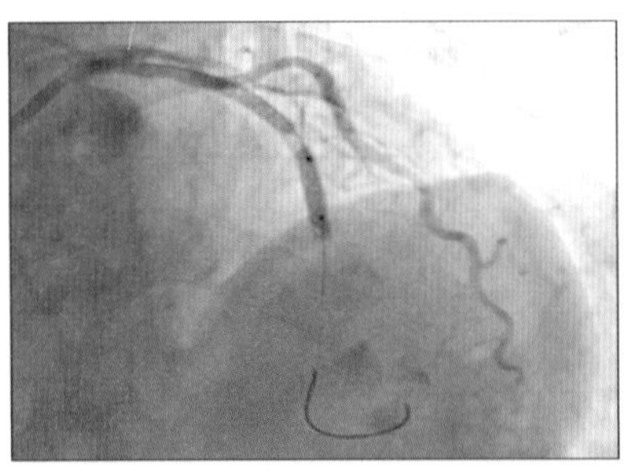
(c) 送入3.0 mm × 12 mm高压球囊低压持续扩张

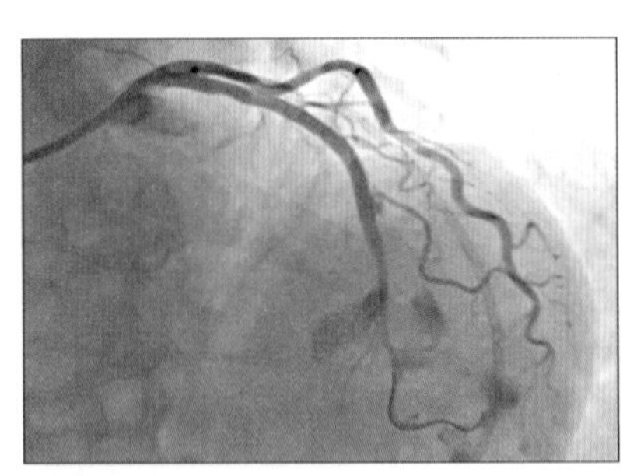
(d) 造影剂仍有渗漏，心包填塞行心包穿刺

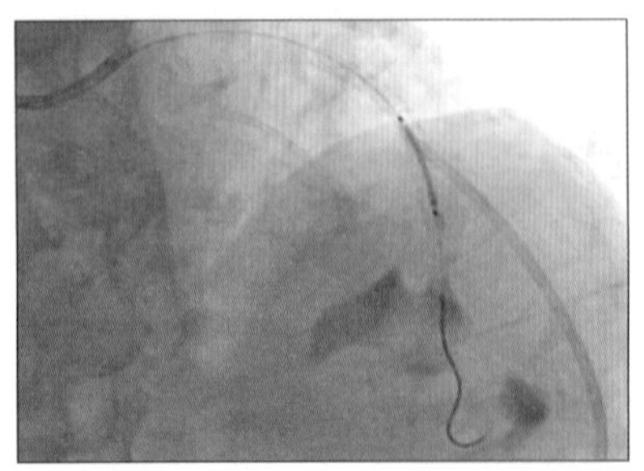
(e) 植入2.5 mm × 14 mm 3M贴膜自制带膜支架

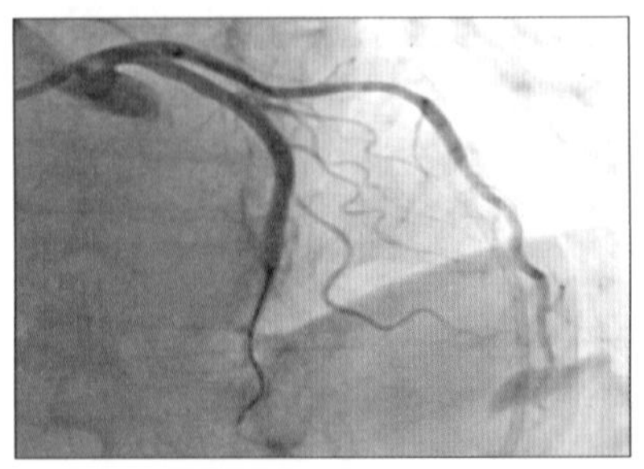
(f) 造影剂无外渗

**图2-5　病例1冠状动脉穿孔术情形**

病例2：患者，女性，70岁，因反复胸闷、胸痛、气促7年，加重1天入院。冠脉造影：左主干狭窄40%～50%，前降支近段狭窄70%～90%，中段100%闭塞，回旋支弥漫性狭窄90%，右冠弥漫性狭窄85%。诊断：①冠心病，急性非ST段抬高心肌梗死；②2型糖尿病；③高血压病。患者完成右冠急诊PCI后，择期行前降支PCI。尝试前向送入指引导丝未果，拟尝试逆向，送入1.5 mm×15 mm大小的球囊至圆锥支增强指引导管支撑力，圆锥支破裂。反复球囊封堵及注射凝血酶无效，患者出现心包压塞，行心包穿刺。送入弹簧圈至圆锥支后渗血停止，但返回CCU后，患者再次出现心包压塞，右冠近段植入带膜支架无效。再次行左冠造影，提示圆锥支与前降支分支交通，尝试送入指引导丝未果，急诊外科手术修补成功。

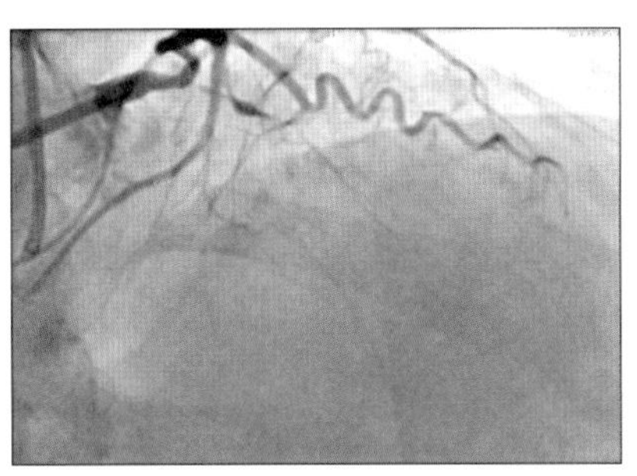

(a) 前降支慢性完全闭塞性病变（CTO），右冠逆向供血良好

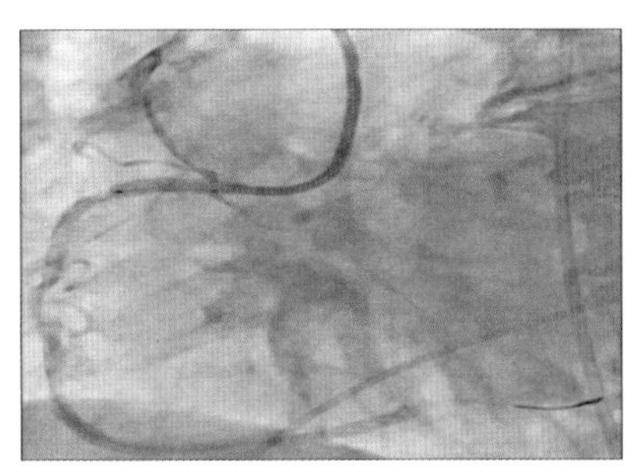

(b) 从右冠逆向介入，以1.5 mm×15 mm球囊锚定GC时，圆锥支穿孔。1.5 mm×15 mm球囊低压扩张圆锥支封堵无效，2.0 mm×15 mm球囊低压扩张右冠开口及近段封堵无效

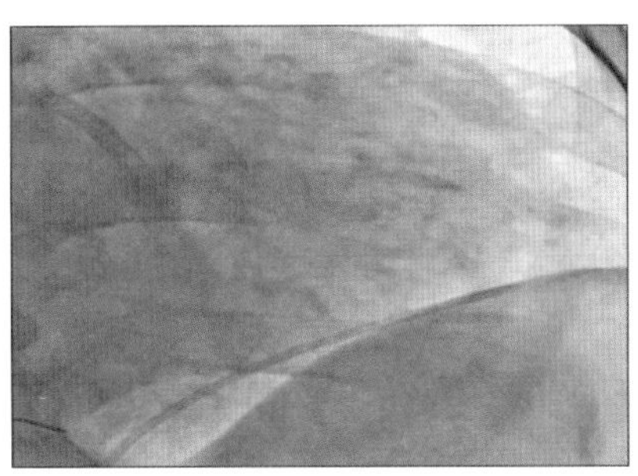

(c) 圆锥支注入明胶海绵无效；患者出现心包填塞，行心包穿刺

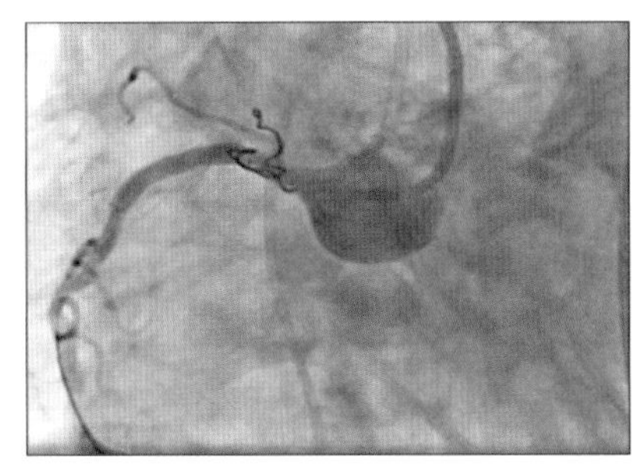

(d) 圆锥支送入弹簧圈，弹簧圈部分脱入右冠，造影剂无外渗

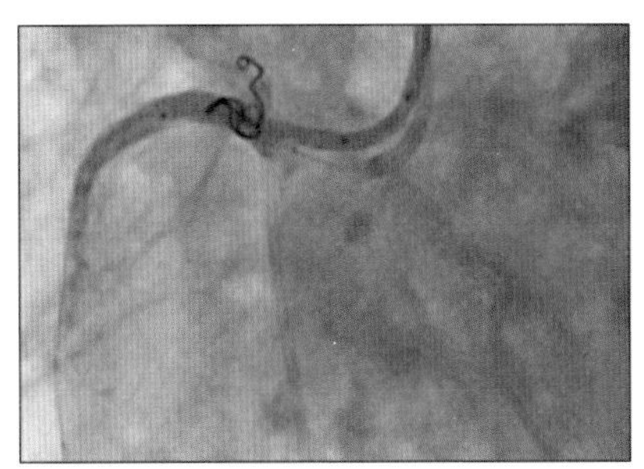

(e) 回CCU后，患者再次出现心包填塞

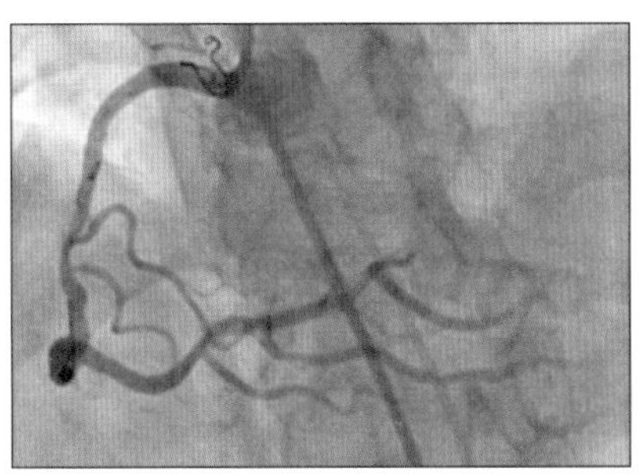

(f) 右冠近段植入4.0 mm×14 mm自制带膜支架，心包积液未减少

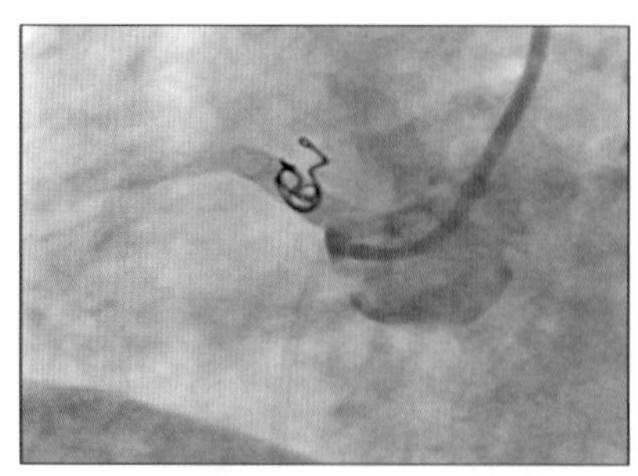

(g) 主动脉根部造影主动脉无夹层

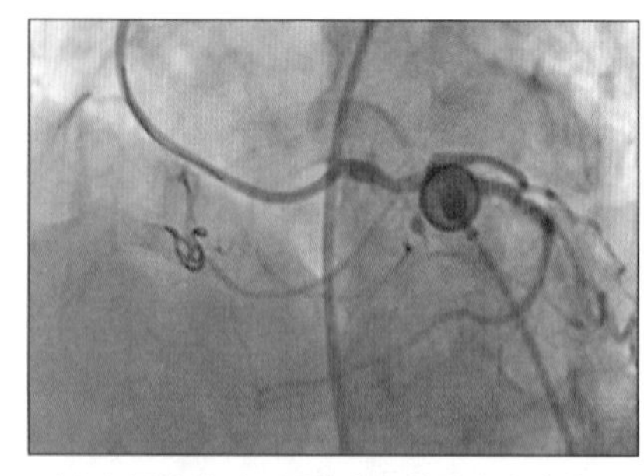

(h) 左冠造影时，圆锥支与前降支分支交通

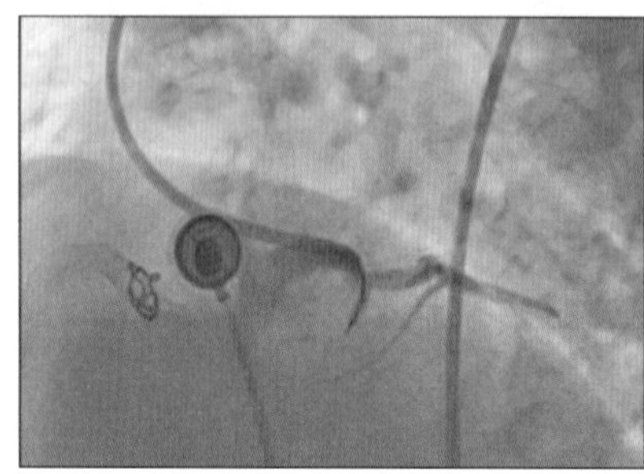

(i) 反复尝试从前降支送入导丝至与圆锥支交通的分支不成功

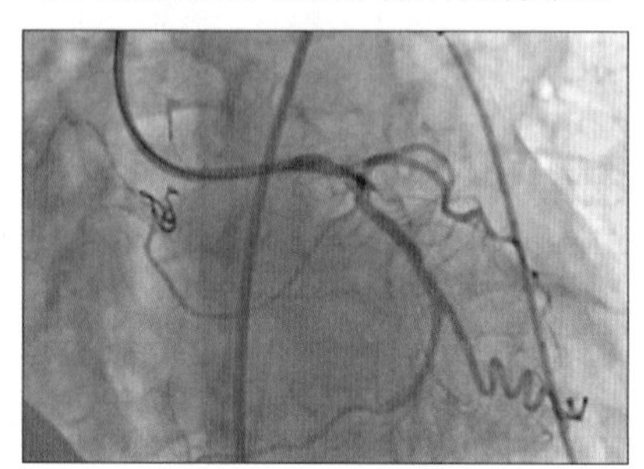

(j) 急诊外科手术，术中见圆锥支3 mm的破口，修补成功

**图 2-6　病例 2 冠状动脉穿孔术情形**

## 第二节　冠状动脉夹层

冠状动脉夹层(coronary artery dissection)是一种少见病变，分为原发性和继发性两大类。本文主要讨论继发性冠状动脉夹层，它是经皮冠状动脉介入治疗的主要并发症之一，严重者可引起冠状动脉急性闭塞。继发性冠状动脉夹层的发生与冠状动脉解剖特点和介入操作密切相关，随着冠状动脉介入手术的广泛开展，其发生率逐渐增多。冠状动脉夹层的确诊主要依靠冠状动脉造影、血管内超声(intravenous ultrasound，IVUS)或光学相干断层扫描(optical coherence tomography，OCT)。

### 一、分型

#### 1. NHLBI 分型法

冠状动脉造影诊断夹层发生率为 20%～40%，根据 NHLBI 分型法其分为 A～F 型共 6 型(表 2-1 和图 2-7)。

其特征性表现有以下几种。

(1)冠状动脉内膜部分剥离成薄的透明线。

(2)透明线两侧分别为真腔及假腔，均有造影剂充盈，假腔内造影剂排空可有延迟。

(3)真腔可有进行性狭窄或增宽，夹层远端可狭窄。

(4)夹层可随管腔走行呈螺旋状，随角度转动可变化。

**表 2-1　冠状动脉夹层分型**

| 分型 | 分型描述 | 急性闭塞发生率/% | 处理 |
| --- | --- | --- | --- |
| A 型 | 注入造影剂时有很小的充盈缺损，造影剂排空后无残留 | — | 为轻度夹层，很少导致缺血，可不处理 |
| B 型 | 造影剂注入时有一充盈缺损区域，平行管腔或把血管分成双腔，造影剂排空后无残留 | 3 | |
| C 型 | 管腔外帽子影，管腔内造影剂排空后仍持续有造影剂残留 | 10 | 为重度夹层，急性心肌梗死、急诊 CABG 和死亡的危险增加 5～10 倍，被认为是有意义的冠状动脉夹层，需要处理。其他类型包括长夹层(长度大于 10 mm)和导致狭窄>50%的夹层也有增加缺血并发症发生的危险，因而即使没有血流障碍也是植入支架的合理指征 |
| D 型 | 螺旋形管腔充盈缺损 | 30 | |
| E 型 | 内膜撕裂伴持续的造影剂充盈缺损 | 39 | |
| F 型 | 内膜撕裂伴冠脉闭塞 | 69 | |

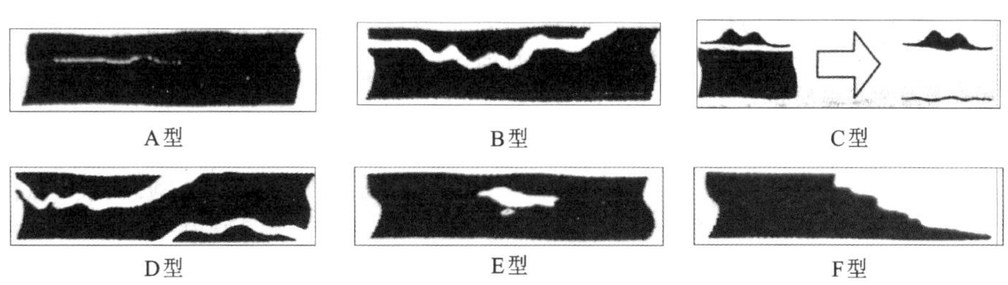


**图 2-7　冠状动脉夹层患者冠状动脉造影的影像表现**

2. IVUS 分型法

根据 IVUS 分型法其分为Ⅰ～Ⅳ型，诊断夹层发生率为 60%～80%。

(1)Ⅰ型夹层(边缘型)：夹层位于正常血管段与偏心斑块的交界处，该型约占 51%。

(2)Ⅱ型夹层(中心型)：发生在同心性或偏心性斑块裂隙的下层，该型约占 26%。

(3)Ⅲ型夹层(无通道型)：由于重度钙化，夹层入口通道不能被观察到，仅能注射造影剂后才能显示夹层的存在，该型约占 6%。

(4)Ⅳ型夹层(假腔型)：动脉内腔与夹层之间无交通相连，假腔扩张导致真腔受压，斑块下外膜扩张，约占该型 17%。

## 二、原因

### 1. 临床因素

糖尿病、急性冠脉综合征、妊娠、围生期、结缔组织病、血管炎、剧烈运动和口服避孕药等。

### 2. 病变因素

严重迂曲、成角病变、小血管、钙化、慢性闭塞、偏心病变、弥漫性长病变、严重狭窄的病变(狭窄>90%)、复杂病变、冠状动脉开口异常等。

### 3. 器械因素

球囊或支架与参照血管的直径比>1.2，普通球囊高于切割球囊，支架的长度过短等。

### 4. 操作因素

①初学者对器械不熟悉及缺乏经验；②指引导管选择或操作不当：指引导管插入过深(指引导管过大或退出指引导丝、球囊、支架时指引导管深插，球囊未充分回抱回撤球囊等)；使用强支撑指引导管如 AL；指引导管与冠状动脉开口不同轴等；③指引导丝选择或操作不当：指引导丝过硬；暴力操作指引导丝；超滑指引导丝操作不慎；④球囊操作不当：球囊扩张压力过大；普通球囊高压力扩张钙化或难扩张病变，球囊破裂，切割球囊或双导丝球囊扩张血管弯曲处病变；高压球囊后扩张支架时超出支架边缘等；⑤支架直径过大，造成支架两端夹层，尤其是远端；⑥冠状动脉开口严重狭窄，暴力推注造影剂；⑦指引导管或造影导管开口紧贴冠状动脉壁推注造影剂等；⑧少数情况下与瓣膜植入术，尤其是经导管主动脉瓣置入术(TAVI)、大动脉支架术等有关。

## 三、处理

大多数夹层可通过冠状动脉造影判断，但需排除以下因素：造影剂充盈不均造成层流；指引导管深插造成冠状动脉痉挛；血管直径变化较大和转弯处；强支撑指引导丝于血管弯曲处等。冠状动脉造影在夹层假腔内形成血栓或仅表现为内膜下血肿时，只能发现充盈缺损而不能识别夹层，此时依赖于 IVUS 或 OCT 明确诊断。

### 1. 对夹层的预后进行分析

识别有危险的夹层：①长度大于 10 mm；②C～F 型；③狭窄大于 50%；④残余管腔面积小于 2 $mm^2$；⑤管腔外造影剂滞留；⑥出现一过性闭塞；⑦不稳定型心绞痛。

### 2. 冠状动脉夹层的处理策略

一旦出现夹层，应根据夹层的特征、临床表现，采取相应的治疗措施。出现冠状动脉夹层或疑有冠状动脉夹层时，指引导丝位于效果真腔是“生命线”，应尽最大努力保证指引导丝不脱出，如已脱出，应调整指引导丝进入真腔。植入冠状动脉支架以覆盖内膜撕裂片是稳定管腔、防止夹层扩展的首选方法(图 2-8)。

(1)无症状、无心电图改变、TIMI 3 级血流的夹层患者通常预后较好，无须进一步处理。但有缺血并发症危险因素的夹层应植入支架；长度>10 mm 及管腔狭窄>50%的夹层，即使血流 TIMI 3 级，也应植入支架。

(2)若发生夹层的血管直径<2.5 mm，患者有心肌缺血症状，可使用球囊低压力、长时

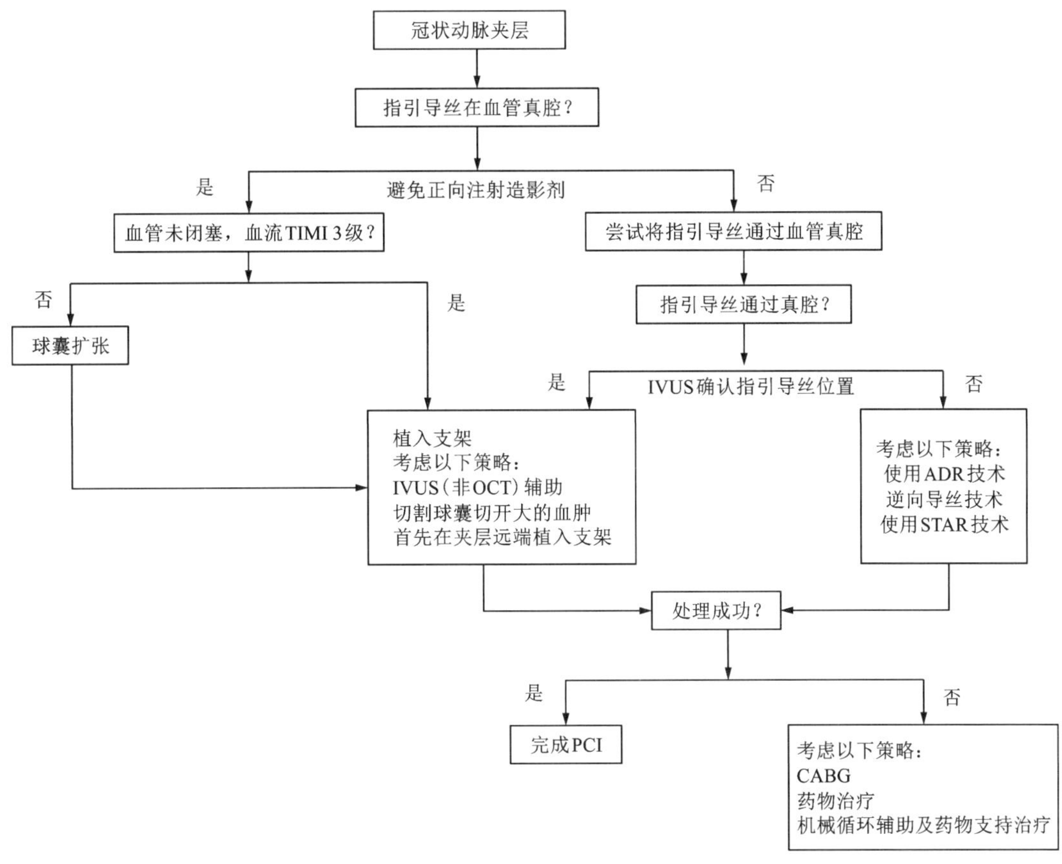


**图 2-8　冠状动脉夹层的处理流程图**

间扩张闭合夹层，术后加强抗凝、抗血小板处理。

(3) 长度<10 mm、管腔狭窄<30%而且血流好的夹层可不予处理，但如果植入支架简单仍可考虑植入支架。

(4) 造影结果不满意、TIMI 血流≤2 级、C~F 型夹层患者应植入支架。

(5) 植入支架后发生的小夹层一般无须进一步处理，但应加强抗凝及抗血小板治疗。以下情况考虑再次植入支架：IVUS 提示假腔占管腔的 50%以上、多普勒冠脉血流储备(CRF)<2.5、冠脉血流储备分数(FFR)<0.75。

(6) 如植入支架，应完全覆盖夹层。

(7) 左主干夹层、支架植入后血流未得到改善、血流动力学不稳定的患者，应请外科医生协助处理，必要时行急诊 CABG。

(8) 用血管活性药物维持患者循环稳定，必要时使用机械循环辅助，如 IABP、ECMO 等。

(9) 夹层导致血肿的处理。

1) 植入支架，支架覆盖应超出血肿 5 mm 以上。释放支架时应缓慢加压，必要时等待数秒甚至数十秒，待支架两端先扩张后再进一步加压，分步释放支架可避免血肿向远端延展。

2）切割球囊低压扩张开窗治疗：切割球囊直径和血管直径比为 1∶1（在 IVUS 指导下选择切割球囊的直径）；采用命名压扩张；无须全程切割，切割 1～2 处（包括血肿的远端）。

（10）IVUS 指导下优化支架植入。

（11）如病变迂曲、成角，可能需要延长导管或 5F in 6F 导管辅助通过。

（12）严禁正向造影。

（13）冠状动脉夹层有穿孔的风险时，应当注意保留指引导丝在血管真腔，如指引导丝不在真腔，尝试应用 ADR 技术、STAR 技术和逆向导丝技术。

（14）必要时请外科医生行急诊 CABG。

## 四、预防

（1）对高危患者及高危病变患者术前加强抗血小板治疗，如使用阿司匹林、氯吡格雷、替格瑞洛等药物；术中进行规范的肝素抗凝；必要时使用血小板糖蛋白Ⅱb/Ⅲa 受体拮抗药；术后强化抗血小板治疗。

（2）规范、轻柔操作，切忌粗暴，特别是在使用强支撑指引导管和硬指引导丝时尤为重要。避免指引导管插入过深，对确实需要通过深插指引导管以增加主动支撑力的情况，应轻柔操作，在球囊、支架到位后迅速轻柔回撤指引导管。

（3）应根据不同的血管病变来选择合适的手术器械（指引导管、指引导丝、球囊、支架等）。

（4）忌用较高压力反复扩张病变血管，特别是严重迂曲、钙化、成角、弥漫性长、偏心的病变等，长球囊缓慢加压和缓慢减压有助于减少夹层的发生。

（5）对严重钙化病变，可先用旋磨术或经皮冠状动脉腔内冲击波球囊导管成形术，再用普通球囊，必要时用高压球囊扩张和植入支架。

（6）病变相对简单的非严重钙化病变者可直接植入支架。

（7）支架植入后，疑有冠脉夹层时应进行多体位造影，必要时用 IVUS 或 OCT 检查是否存在夹层。

## 五、细节提示

（1）出现冠状动脉夹层或疑有冠状动脉夹层时，关键是保留指引导丝不要脱出，如已脱出，应调整指引导丝进入真腔。

（2）经皮冠状动脉成形术（PTCA）术后造影显示影像模糊，常低估夹层存在和残余狭窄的程度，为获得高质量的造影结果，必要时可用 IVUS 或 OCT 检查。

（3）有时冠脉造影形成夹层的假象，原因是造影剂注入缓慢造成造影剂层流形成内膜撕裂的假象，可以通过提高造影剂注射的速度证实；在直径变化较大如冠状动脉扩张处及冠脉成角处也可发生，原因是血流速度突然变化造成造影剂局部浓度的下降。

（4）造影时如发现是左主干开口病变，应尽可能减少造影次数，并缓慢推注造影剂，一个头位和一个足位即可，避免反复造影导致左主干夹层；如为左主干体部病变，一定要注意导管头端与斑块的关系，推注造影剂务必缓慢。

(5)注射造影剂力度要合适，避免新发夹层或夹层扩大。应用深插导管术后一定要仔细检查开口是否有夹层。

(6)不能在导管嵌顿时用力推送造影剂。

(7)操作导管时要十分小心，避免导管尤其是指引导管在冠状动脉开口反复进出。

(8)注意指引导管的位置，导管开口的位置可随指引导丝、球囊、支架的进出而移动，此时如果导管开口正对冠脉的斑块，用力推注造影剂可造成开口夹层；或指引导管深插可导致夹层。

(9)操作指引导管或指引导丝时，动作要轻柔，不要反复转动导管。

(10)深插指引导管可引起近端血管变形，可出现狭窄或夹层的假象，轻提指引导管至冠状动脉开口造影可鉴别。

(11)介入治疗时，如冠状动脉开口有斑块，应选用6F的软头指引导管，如开口病变为局限性，指引导管的前端可越过开口，如开口病变为非局限性，在不需要强支撑的情况下，可将指引导管放置在冠状动脉开口外。可在主动脉根部送入一根指引导丝，可在避免指引导管深插的同时保持较好的同轴性。

(12)选用AL指引导管行经皮冠状动脉介入治疗(PCI)时，要保持AL处于下垂状态，如果上提AL可导致导管的头端直接接触冠状动脉，不仅容易造成导管嵌顿，而且容易导致开口夹层。AL行右冠PCI时，首先要保持良好的同轴性，如果同轴性不好，容易造成夹层，如果同轴性好，则容易进入深插状态，随着介入操作而反复在冠脉内移动造成夹层。不要反复上提AL指引导管，避免深插。AL行左冠PCI时，从右足或蜘蛛位更易判断导管形态。冠状动脉开口有斑块时，最好不要选择AL指引导管。

(13)指引导丝或导管推送过程中如有阻力，切勿强行送入。

(14)血管严重迂曲、成角时操作指引导丝一定要十分小心，推送要轻柔，尤其是对于有严重狭窄且影像呈毛玻璃样改变者。

(15)对于成角病变，选择柔软指引导丝，导丝头端弯度要大，导丝头端的弯度应接近血管狭窄局部的弯曲度，必要时可做两道弯，可减少夹层的发生。

(16)指引导丝通过严重迂曲、成角或严重狭窄病变时以及在闭塞病变前和通过上述病变后均要在影像提示下进行。

(17)指引导丝可引起夹层的假象，造影表现为节段"壳样"变形，常为硬导丝过度牵拉血管所致，常在距病变部位较远的地方出现新的病变，如不能确定，可更换软导丝。更换软指引导丝后仍不能改善，可能为血管夹层所致。

(18)开通慢性闭塞时，经常要用到平行导丝技术，平行导丝技术最关键的部分是指引导丝头端的塑弯技术，如果使用中等以上硬度的导丝，其弯要塑形小些，必要时可塑第二道弯；如果第一根导丝已进入假腔，使用第二根导丝时，弯要塑形大些，这样第二根导丝可脱离第一根导丝的轨迹去寻找真腔。

(19)指引导丝或导管推送过程中如有阻力，切勿强行送入。指引导丝通过严重狭窄段并行球囊扩张后，远端不显影，可能为狭窄段夹层所致，要判断导丝是否在真腔中。

(20)在扩张有发生冠状动脉夹层危险因素的病变时，用小一号的球囊低压力开始扩张，至球囊充分扩张后即可停止加压，维持加压的时间可稍长，减压时逐渐减小压力可减少严重夹层的发生。

(21)只有在确认指引导丝在血管真腔时才能植入支架。

(22)支架植入后即刻造成夹层的原因：支架过大；支架近端或远端未充分覆盖病变；支架释放压力过大，多见于血管近端和远端血管直径相差较大时，为了使近端贴壁，而用过高压力，这种情况，可采用折中的办法，先低压力扩张，后用与近端直径相当的球囊较高压力扩张。

(23)做 Culotte 支架术，分支内支架伸入主支部分不能超过主支支架部位。

(24)植入支架后行高压球囊后扩张时，球囊的边缘不能超出支架的边缘。

(25)一旦出现左主干的严重夹层，植入支架越快越好，此时术者只管介入操作，其他抢救事宜安排给助手或其他医生。

(26)冠状动脉出现夹层后不要反复推注造影剂，避免将夹层扩大。

(27)冠状动脉出现夹层后，指引导丝是介入治疗的生命线，务必保持指引导丝不脱出并保证处于血管远段真腔。

(28)冠状动脉出现夹层后，如果指引导丝不慎脱出，应立即轻柔操作指引导丝将其送达血管远段真腔，指引导丝头端往往要塑成大弯；如不能进入真腔，可采用改变指引导丝头端塑形、更换指引导丝或更换指引导管等方法，重新尝试送入指引导丝。

(29)冠状动脉夹层后，如果指引导丝不慎脱出，应选用头端柔软、操控性好的指引导丝(如 Sion、Sionblue、Runthrough 等)，少使用超滑指引导丝(如 XT、Pilot 等)；指引导丝塑形角度应在 60°以上，甚至接近 90°；指引导丝应避开夹层近端的入口；保持无阻力的触觉反馈，缓慢旋转、缓慢推进，适时后退调整；必要时可在 IVUS 指导下寻找真腔。

(30)发生螺旋形夹层，特别是范围广泛的螺旋形夹层时，首先应于撕裂的远端超出夹层 3~5 mm 处植入支架，防止撕裂向远端扩展，然后于近端植入支架，使夹层完全封闭。对于左主干或右冠近段夹层，可先在左主干或右冠近段植入支架。

(31)直径大于 2.5 mm 的冠状动脉夹层植入支架前，必须在明确夹层远端的位置后植入支架覆盖撕裂的内膜片，并稳定血管管腔，防止夹层扩展。

(32)直径小于 2.5 mm 的夹层，尽量用球囊长时间扩张(通常压力<4 atm，持续 2~3 min)，使夹层封闭，严重的夹层如能植入支架更好。

(33)冠状动脉夹层后，如果支架不能通过闭塞病变处(夹层所致)，可能危及患者生命，可采用以下方法：①由于血管弯曲钙化支架不能通过时，可选用较前使用的大一号的球囊行高压力预扩张后或经皮冠状动脉腔内冲击波球囊导管成形术震碎钙化病变后再送入支架；②送入另一根指引导丝，将双指引导丝做成“滑轨”并增强支撑，如果另一根指引导丝不能进入真腔，可沿原导丝送入一球囊放置在闭塞处，行低压力扩张，回抽球囊后不退出球囊，轻轻推注少许造影剂，如果发现有造影剂通过，将球囊保留在原处，再送入另一根导丝；也可使用双腔微导管送入另一根指引导丝；③通过延长导管或 5F in 6F 送入支架；④换用柔软、通过性较好、更短的支架。

(34)灌注球囊在出现不稳定夹层、左主干损伤和冠脉穿孔时很有用，可作为 CABG 的过渡治疗。

## 典型病例

病例 1：患者，男性，72 岁，因反复活动后胸闷，气急 1 年，胸痛 6 天入院。冠脉造影显示：前降支弥漫性狭窄 90%～95%伴钙化，回旋支 100%闭塞，右冠狭窄 60%～85%。诊断结果：①冠心病 非 ST 段抬高心肌梗死；②高血压病；③高脂血症。患者在前降支及回旋支分别植入支架后，出现左主干夹层，立即于左主干植入支架，封闭夹层(图 2-9)。

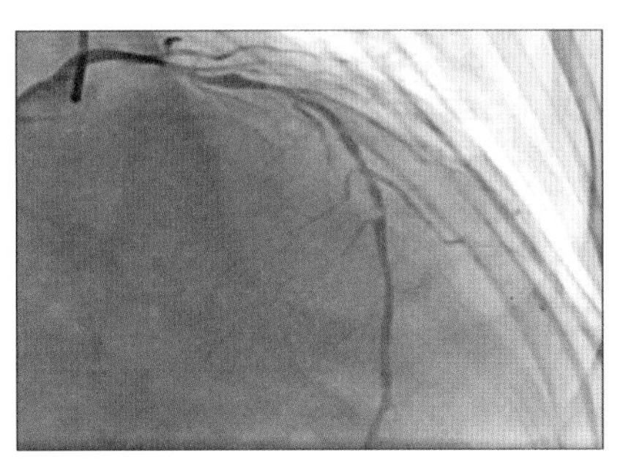

(a) 前降支严重狭窄

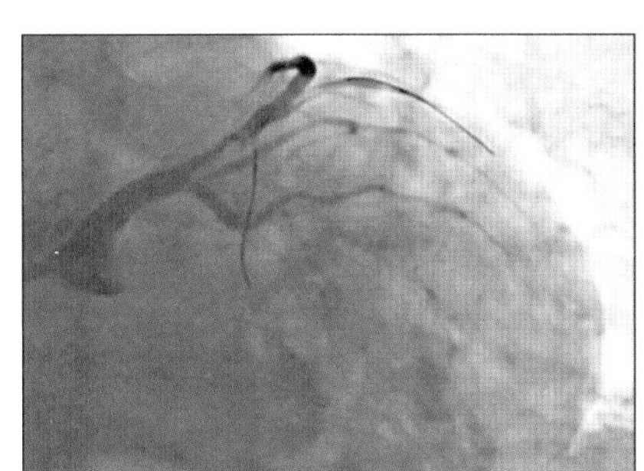

(b) 回旋支CTO

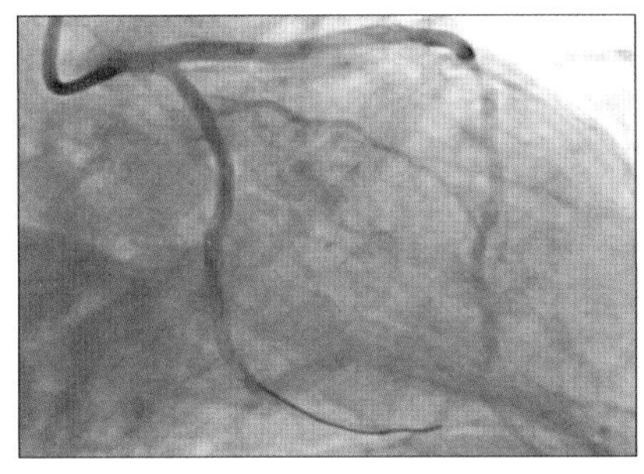

(c) 前降支及回旋支分别植入支架

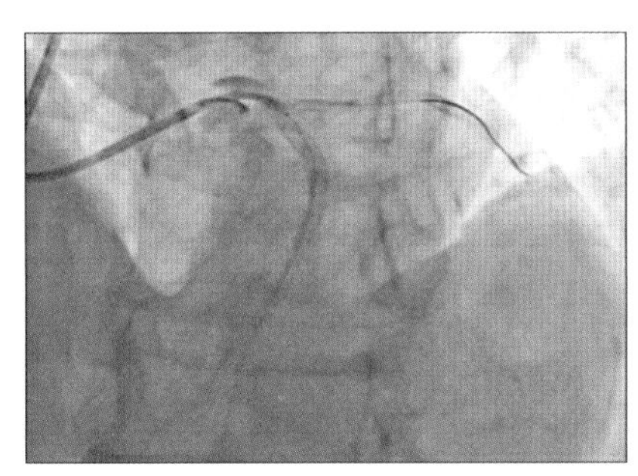

(d) 造影提示左主干夹层，严重影响前降支、回旋支血流

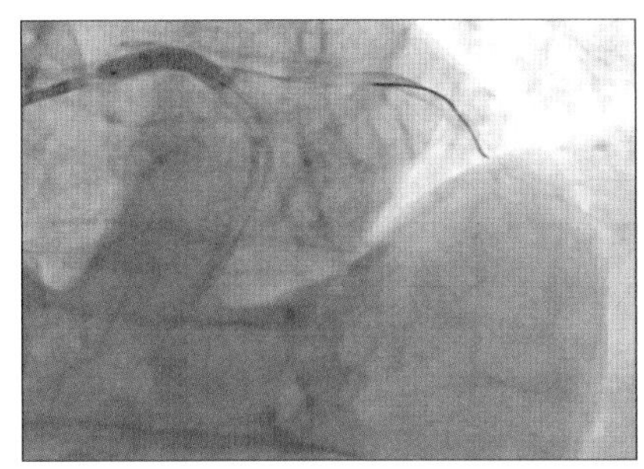

(e) 立即于左主干植入4.0 mm×20 mm支架

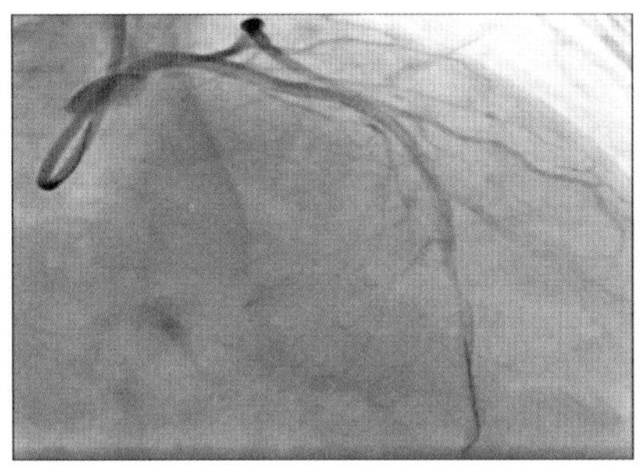

(f) 夹层封闭，前降支、回旋支血流恢复

**图 2-9　病例 1 冠状动脉夹层术情形**

病例 2：患者，女性，76 岁，因反复胸闷、胸痛 2 年入院。冠脉造影显示：右冠弥漫性狭窄 80%。诊断：冠心病 稳定型心绞痛。右冠行经皮腔内冠状动脉成形术(PTCA)，中段夹层，加强抗栓处理，无冠状动脉急性闭塞等并发症。

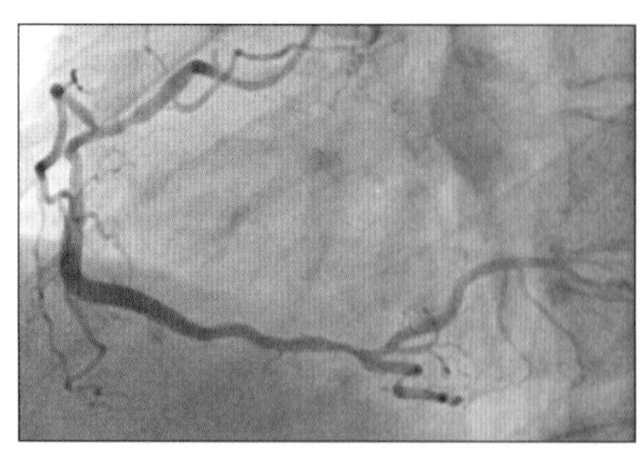
(a) 右冠中段严重狭窄，药物球囊PTCA

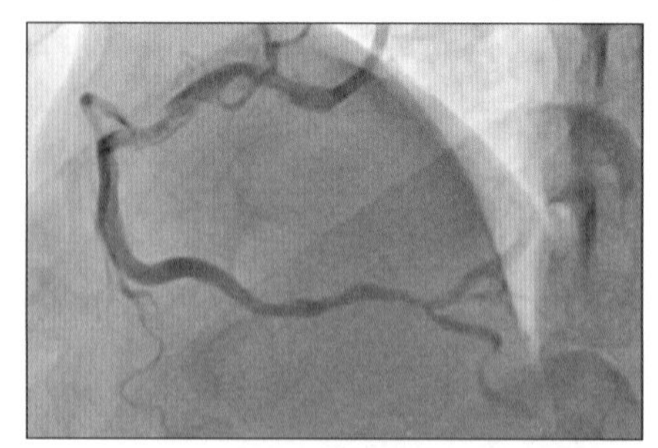
(b) 中段夹层，术后加强抗栓，预后好。但D型夹层，仍以植入支架为妥

**图 2-10 病例 2 冠状动脉夹层术情形**

## 第三节 急性冠状动脉闭塞

急性冠状动脉闭塞(acute coronary artery occlusion)是指发生在冠脉介入治疗过程中或之后的病变靶血管闭塞，表现为冠状动脉血流 TIMI 为 0~2 级。冠状动脉夹层是 PTCA 后引起急性冠状动脉闭塞的常见原因，其他原因包括血栓、空气栓塞、痉挛、无复流等。

### 一、分型

#### 1. 急性闭塞

X 线影像学表现为血管腔完全闭塞。TIMI 血流为 0~1 级。

#### 2. 即将发生的闭塞(濒临闭塞)

为急性冠脉严重狭窄的进一步恶化，TIMI 血流为 2 级。

#### 3. 高危闭塞

X 线影像学表现为冠状动脉内膜撕裂或血栓形成导致的超过 50%的狭窄，伴 TIMI 血流 3 级。

### 二、原因

#### 1. 临床因素

导致其发生的临床因素包括女性、老龄、糖尿病、急性冠状动脉综合征、CABG 高危、术前未充分抗血小板治疗、术中未充分抗凝、低血压状态、抗血小板药物抵抗、肾功能不全等。

#### 2. 病变因素

包括复杂的冠脉夹层(C~F 型)、多支血管病变、冠状动脉内血栓、慢性闭塞病变、小血管、严重狭窄、成角病变、开口病变、迂曲、静脉移植血管退行性变及术中一过性闭塞、钙化、偏心病变、弥漫长病变等。

#### 3. 器械因素

球囊或支架与参照血管的直径比>1.2，普通球囊高于切割球囊，支架过短等。

4. 操作因素

①指引导管选择或操作不当：使用强支撑指引导管如 AL，深插指引导管引起病变冠状动脉夹层，指引导管不同轴等。②指引导丝选择或操作不当：指引导丝过硬或鲁莽操作引起冠脉夹层，超滑指引导丝操作不当。③球囊长时间高压力扩张，弥漫长病变用短球囊扩张，成角病变和钙化病变用顺应性球囊高压力扩张等。④支架没有覆盖病变引起支架近端或远端的夹层；支架贴壁不良或膨胀不全，残余选择大于 30%；术中支架脱载或支架毁损。⑤冠状动脉穿孔处理过程长时间球囊扩张导致支架内血栓形成；中和肝素使用鱼精蛋白也可增加支架内血栓形成的风险；冠状动脉远段穿孔推注明胶海绵、凝血酶时，操作不当，明胶海绵、凝血酶反流至冠状动脉主支；对肥厚梗阻型心肌病患者行酒精消融术时，操作不慎，无水酒精反流至冠状动脉主支。⑥指引导管内血栓形成未引起术者重视，推注造影剂或送入器械过程中，血栓脱落至冠状动脉。⑦介入治疗急性冠脉综合征时，因术者操作不慎，血栓从“罪犯血管”进入“非罪犯血管”。⑧无复流处理不及时、处理不当或无效。⑨空气栓子进入冠状动脉等。严重夹层是急性闭塞最强的预测因素。

## 三、临床表现

急性冠状动脉闭塞可导致患者急性心肌梗死，其临床表现和急性心肌梗死发作时相似，心电图相应导联 ST 段上抬，是急诊 CABG 和死亡的主要原因。表现为严重持久的胸痛、恶性心律失常（如室性心动过速、心室颤动、房室传导阻滞）、急性心力衰竭、低血压和休克，常伴有恶心、呕吐、大汗和呼吸困难，严重者导致死亡。左主干急性闭塞时患者可出现剧烈胸痛、大汗淋漓、意识丧失、抽搐、低血压或休克、恶性心律失常等直接危及生命的症状和体征。急性冠状动脉闭塞起病急骤、凶险、病死率高，需及早诊断、及早治疗。术中根据造影可明确急性冠状动脉闭塞的诊断，而术后应该与迷走神经反射、冠状动脉痉挛、心包压塞等相鉴别。

## 四、处理

急性冠状动脉闭塞的处理如下（图 2-11）。

（1）一般治疗：对症处理和维持患者血流动力学稳定，予低血压、休克患者静脉注入去甲肾上腺素（开始以 16~24 μg/min 的滴速输注，每 2 分钟测血压，直至达到预期的血流动力学，维持量多为 4~8 μg/min）、多巴胺［开始按 5 μg/（kg · min）的剂量输注，监测患者血压，以 5~10 μg/（kg · min）速度递增至 20~50 μg/（kg · min），直至达到满意效果］等维持血压；对于心力衰竭、血压高的患者可使用硝普钠［0. 3~5 μg/（kg · min）输注］、硝酸甘油（10~200 μg/min 输注）等以减轻心脏负荷；处理各种心律失常（静脉注射阿托品 0. 5~2 mg 治疗心率缓慢，每 3~5 min 静脉注射肾上腺素 1 mg，静脉注射胺碘酮 150~300 mg，电除颤或电复律处理室性心动过速或室颤等）；予以硝酸甘油抗心绞痛；予以吗啡 3~5 mg 静脉注射镇痛等。

（2）冠状动脉闭塞后，多体位造影明确病因，一旦明确病因为冠状动脉夹层，应立即于病变部位植入长度合适的支架封闭夹层。病变血管近端与远端直径相差大时，可先低压力释放支架（低于命名压），然后用相应直径的高压球囊高压后扩张支架近中段。植入支架困难的情况包括血管直径小，夹层在血管的远端，严重迂曲等，可用球囊持续低压力扩张，必要时联合血小板糖蛋白Ⅱb/Ⅲa受体拮抗药加强抗血栓处理。空气栓塞、无复流、冠状动脉痉挛等的预防和处理详见相关章节。

（3）多体位造影不能明确冠状动脉闭塞的原因时，应行IVUS检查，判断是否是由夹层、空气栓塞、血栓、冠状动脉痉挛或无复流等引起的闭塞。

（4）血流动力学不稳定时，予输液维持患者血压，必要时予IABP、ECMO、临时起搏器、气管插管等治疗。

（5）必要时请外科医生行急诊CABG。

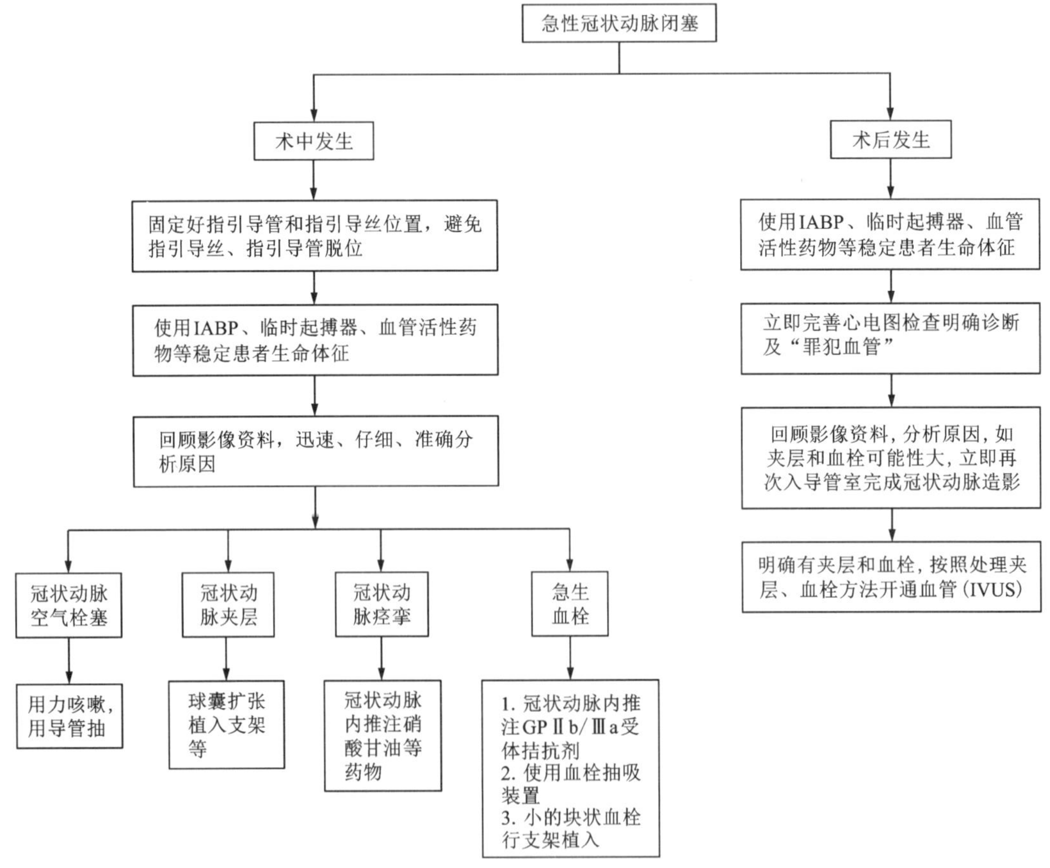


**图2-11　急性冠状动脉闭塞处理流程图**

## 五、预防

（1）术者术前应全面了解患者病情，仔细阅读患者各种无创检查资料，做到心中有数；认真阅读冠状动脉造影结果，牢记冠状动脉病变部位、靶血管供血范围、病变特点、有无累及大的分支及侧支，同时制定手术策略，尽量避免急性闭塞的发生，预计一旦发生急性闭塞可能导致的后果并制订补救措施的预案，做到有备无患。

（2）在规范技术操作的同时，予患者充分的抗血小板、抗凝治疗，如使用如阿司匹林、氯吡格雷、血小板糖蛋白Ⅱb/Ⅲa受体拮抗药、肝素、低分子肝素等药物。

(3)静脉桥病变、血栓性病变、钙化病变旋磨时考虑使用远端保护装置。

(4)术者动作应轻柔，操作应规范，以避免指引导管、指引导丝、球囊及支架直接损伤冠状动脉造成夹层和导致冠脉痉挛；充分排空介入操作系统内的空气和避免空气进入系统，防止空气栓塞。

(5)充分了解病变血管的特点，选择适合病变血管特征的手术器械(指引导管、指引导丝、球囊和支架等)。球囊不宜过大，选择合适的球囊血管直径比。可应用长球囊，缓慢、持续地充盈球囊及缓慢地回撤球囊，或以小球囊(直径为2.0~2.5 mm)预扩张病变。忌用大球囊、高压力反复扩张病变。尽量避免在一次手术中在多支血管植入多枚支架。

(6)球囊预扩张和后扩张的范围不要超过支架释放的范围。

(7)发现冠状动脉夹层后，避免反复特别是用力推注造影剂，否则可使夹层延展、血肿加重导致冠状动脉闭塞。

(8)无复流可能性大的病变，特别是急性冠脉综合征，避免使用球囊反复扩张及后扩张。

(9)释放支架后如发现血管影像模糊，应多角度造影并行IVUS或OCT检查明确原因，必要时应加强抗血栓治疗和(或)植入支架。

(10)维持患者正常血压，血压低可导致支架内血栓形成。

## 典型病例

患者，男性，45岁，因反复胸闷、气急5年，加重2月入院。冠脉造影：前降支弥漫性狭窄80%~90%，回旋支管状狭窄90%，右冠管状狭窄80%。诊断：冠心病，不稳定型心绞痛。前降支及回旋支行药物球囊PTCA后，择期行右冠药物球囊PTCA。完成右冠PTCA后，推注造影剂导致右冠中段夹层而未引起重视，再次推注造影剂，夹层迅速加重，血肿导致远端严重狭窄、闭塞，患者心功能差。

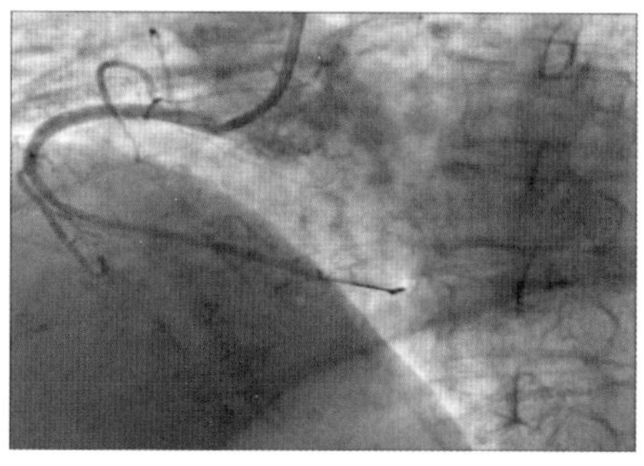

(a)右冠远段严重狭窄，药物球囊PTCA

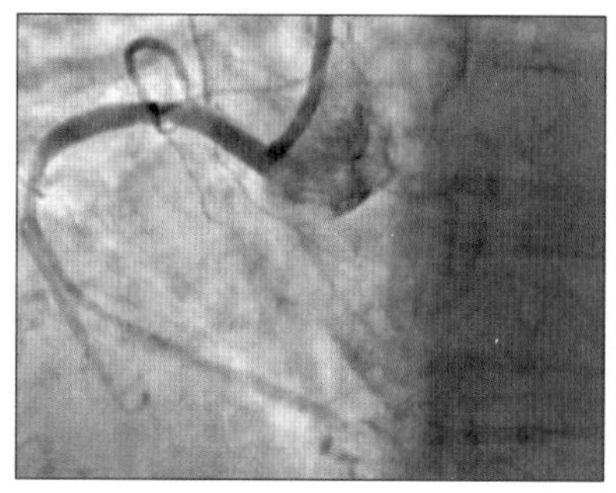

(b)拟结束手术，推注造影剂导致夹层

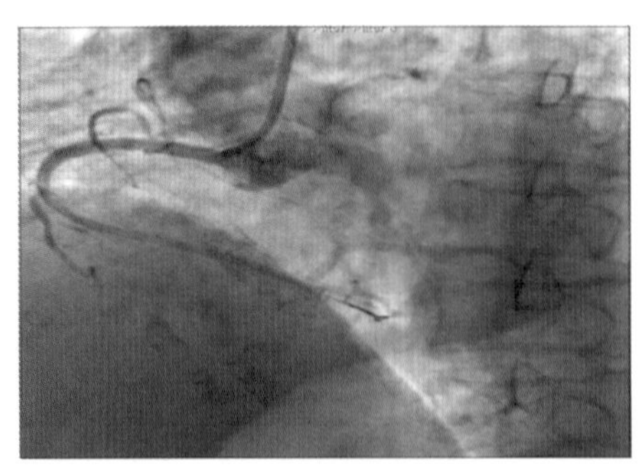

(c) 再次推注造影剂

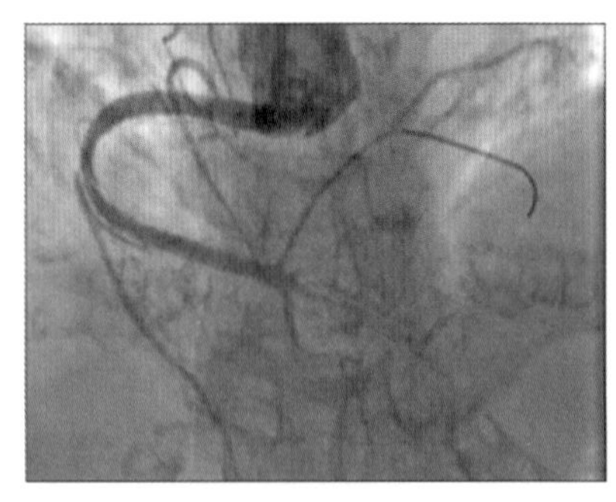

(d) 夹层扩大并血肿延展，分支闭塞，患者心功能差

**图 2-12　患者急性冠状动脉闭塞术情形**

## 第四节　无复流现象

无复流现象(no-reflow phenomenon)是指冠状动脉介入治疗后，排除冠状动脉急性闭塞、夹层、血栓形成、痉挛以及重度残余狭窄后，X 线影像表现为冠状动脉前向血流的急剧减少(TIM 血流 0~1 级)。如血流为 TIMI 2 级，称为慢血流现象，是冠脉介入治疗中的常见并发症，总的发生率为3%~6%，在急性冠脉综合征急诊 PCI 术中更为常见，占 10%~20%。无复流是心肌损伤、坏死、心肌重构的重要危险因素，明显增加不良预后：增加病死率和恶性心律失常、心力衰竭的发生率，还可导致术后心肌梗死或梗死区延展，且与长期不良预后相关。

### 一、原因

#### 1. 临床因素

导致其发生的临床因素包括吸烟、肾功能不全、急性冠脉综合征、糖尿病、高脂血症等。

#### 2. 病变因素

包括血栓负荷重，血管粗大，病变性质为富含脂质，斑块负荷重，弥漫性斑块，破裂斑块，接近闭塞的病变，钙化，溃疡，OCT 检查脂质指数>3500，IVUS 检查斑块负荷>81.5%，退行性静脉桥病变等。

#### 3. 操作因素

旋磨、反复球囊扩张等。

#### 4. 个体易感性

遗传性的内皮细胞功能缺陷与介入治疗术后微血管再灌注受损和再灌注损伤扩大相关。

### 二、发生机制

无复流现象的发生机制仍不完全清楚，已经有人提出一些假说，但都缺乏实验依据。目前比较认可的解释如下。

(1) 心肌细胞肿胀或血管内皮细胞肿胀，微循环管腔狭窄甚至闭塞。

(2)远端微血管栓塞：动脉粥样斑块破裂形成的斑块碎屑导致微血管阻塞，微血管缺血、损伤；斑块破裂后组织因子暴露，凝血系统激活，微血栓形成并堵塞微血管。

(3)缺血性损伤导致内皮功能障碍、微血管管腔闭塞；心肌细胞间质性水肿并造成微血管压迫，微循环缺血，导致无复流发生。

(4)再灌注损伤导致小动脉内皮依赖性扩张受损，毛细血管后微静脉白细胞、血浆蛋白渗出，氧自由基增多而一氧化氮生成较少，产生和释放炎症介质，血小板和中性粒细胞聚集并阻塞微血管，缩血管物质导致冠脉微循环的持续血管收缩。再灌注损伤可能造成心肌不可逆的缺血损伤、心肌细胞内钙超载和白细胞堵塞。

(5)毛细血管痉挛和功能失调。

## 三、临床表现

介入治疗时出现的无复流现象，临床表现通常迅速而严重，造影剂滞留在冠状动脉内，冠状动脉无血流通过，心肌急剧缺血缺氧，随之发生血流动力学不稳定。无复流对患者的影响与急性心肌梗死相似，且由于无复流时通常存在侧支循环功能障碍(侧支循环不能很快建立)，其后果往往比急性心肌梗死更严重。无复流的临床表现取决于受累心肌范围、基础心功能及是否伴有其他冠状动脉病变。患者通常表现为 ST 段持续抬高、持续性心绞痛或胸闷、低血压、恶性心律失常、休克甚至死亡，少数患者可无症状。无复流还可表现为介入或溶栓治疗后 24~48 小时，患者仍有胸痛、ST 段抬高、血流动力学恶化及新的病理性 Q 波出现，其中一部分被诊断为再发心肌梗死，需要造影进一步明确。

## 四、诊断

### 1. 冠脉造影血流分级(TIMI 血流分级)

TIMI 血流分为四级。0 级：无前向血流。1 级：血管部分充盈。2 级：血管完全充盈，但速度低于正常。3 级：血管完全充盈，速度正常。PCI 术后或溶栓后，排除严重的血管痉挛、血栓、空气栓塞、严重的夹层、壁内血肿等情况，而冠脉血流小于 TIMI 3 级或心肌灌注 TMP 分级为 0~2 级者，可判断为慢血流或无复流。对于 TIMI 3 级的患者，一部分血流较快，一部分血流较慢；对于血流较慢的患者，经超声及核素检查后，仍可以检出无复流，提示 TIMI 分级对判定无复流存在局限性：即使血流达到 TIMI 3 级，仍有 25%~30%患者的心肌组织未得到有效灌注。

### 2. 校正的 TIMI 帧数(CTFC)

TIMI 分级无法消除各观察者之间对血流判断的差异，对同一冠脉造影血流分级的判断一致性仅为 71%；同时对冠脉血流完全灌注的程度亦缺乏定量的量化标准，影响了其对临床预后的价值。CTFC 是更客观的指标。要获得 CTFC，应首先计数冠脉血管从造影剂开始着色至标准化的远端标记显影所需的帧数，也就是 TIMI 帧数。由于冠状动脉左前降支比回旋支和右冠状动脉略长，通常将造影剂开始着色至通过左前降支的帧数除以 1.7。经过血管长度的校正后，就得到了校正的 TIMI 帧数。在这个方法中，着色也就是计数 TIMI 帧数中的第一帧，它应符合以下条件：①造影剂接触冠状动脉内壁两侧；②造影剂以着染血管直径 70%以上的状态稳定前进。所谓标准化的标记因冠状动脉不同的血管分支而异：

在右冠状动脉为后外侧支的第一分支；在回旋支为钝缘支最远端的分支；左前降支的标记为其远端的分叉，有人称之为“鲸鱼尾”分支。国际上常用的帧速为30帧/s，如果采用其他帧速，就需要进行相应的换算以获得具有可比性的CTFC值。CTFC很好地解决了TIMI分级存在的主观差异问题，对同一造影结果不同观察者得出的CTFC差别在0.75帧以下，相关性系数为0.97~0.99。

3. TIMI心肌灌注分数（TMPG）

TMPG是通过测量造影剂进入心肌并从心肌排出所产生的毛玻璃样外观来完成的。①TMPG 0：造影剂不能进入微血管，“罪犯血管”供血区域呈现最小或无毛玻璃样外观，提示缺乏组织水平灌注。②TMPG 1：造影剂缓慢进入，但不能从微血管中排出。“罪犯血管”供血区域呈现毛玻璃样改变，且持续存在至下一次注射造影剂时（2次注射间期至少为30 s）。③TMPG 2：造影剂缓慢进入，缓慢流出，罪犯血管供血区域呈毛玻璃样改变，且持续存在至冲刷期末（冲刷期为3个心动周期），即毛玻璃样改变持续存在至3个心动周期浓度不减轻或极轻微减轻，但下一次造影时消失。④TMPG 3：造影剂正常进入、排出。

4. 心肌声学造影（MCE）

将含有微气泡的造影剂直接经冠状动脉或外周静脉注入，当微气泡通过心肌微血管时，超声上可见心肌影像对比增强。由于微泡通过心肌时完全保留在血管内，因此，可以用来观察心肌血流灌注和冠状动脉血流储备情况，受累区无血流灌注或心肌内气泡反常持续存在提示无复流现象。该技术对AMI也有很好的预测价值。MCE被认为是目前评估活体冠脉微循环异常最有效的方法之一。

5. 心电图

溶栓或介入治疗成功后，2小时内ST段回落1/2。如溶栓或冠脉介入成功，ST段仍持续抬高提示微血管再灌注不良。

6. 磁共振（MRI）及正电子发射断层扫描（PET）

MRI能准确判定冠状动脉无复流。MRI空间分辨率较高，无离子辐射危险，无信号衰减，可同时检测心肌功能、组织形态、心肌水肿和心肌灌注，能准确评价心内膜及心外膜下的心肌灌注、冠状动脉阻力及舒张期充盈时间，已逐渐成为无创评价心肌病变的金标准。

PET可准确计算出每克心肌每分钟单位体积的血流量（MBF），其优点是可测量静息和充血状态下的MBF，能对整个心脏及局部心肌的微血管功能状态进行评价。其局限性是耗时，花费高，技术要求高，不能反复测量，空间分辨率低以及放射性损伤。

7. 双核扫描技术

通过灌注，在灌注治疗前后Tl201（心肌摄取）和$^{99m}$Tc（心肌灌注）两种放射性核素心肌显像的缺损区，如果两者不匹配（灌注缺损区大于摄取区），提示出现无复流。

8. 冠脉内多普勒血流导丝

这是评价冠状动脉微血管功能的可靠方法，是测量微血管功能的创伤性技术金标准。其表现为：收缩期前向血流减少或阙如，继之以逆向血流；舒张期呈快速减少。

9. 冠脉内压力测定

冠状动脉微血管阻力指数（IMR）是评价冠状动脉狭窄病变远端微血管功能的新指标，可以用压力导丝进行测量。IMR可准确预测急性心肌梗死再灌注治疗后的心肌组织灌注水平、心室重塑及心功能的恢复，但 IMR 测值与心血管事件的关系尚不明了，需要大样本和多中心的随访研究来确定 IMR 的合理界限值。

## 五、处理

无复流治疗原则：维持患者血流动力学稳定，扩张冠状动脉微血管，迅速恢复心肌微血管的再灌注（图 2-13）。

1. 硝普钠

为治疗无复流首选药物，每次冠脉内注入 50~200 μg，在患者血压好的情况下可反复推注，患者血压低时应先予血管活性药物提高其血压。据报道最多可用至 1000 μg。

2. 硝酸甘油

硝酸甘油对改善微循环无效，但可缓解心外膜血管的痉挛，每次冠脉内给予 100~200 μg。

3. 钙通道阻滞药

冠脉内注射维拉帕米（100~200 μg/次，总量 1~1.5 mg）或地尔硫䓬（0.5~2.5 mg/次，总量 5~10 mg）能够有效逆转无复流。无复流引起的低血压不是冠脉内注射钙通道阻滞药的禁忌证，可予血管活性药物提高患者血压。尼卡地平 200 μg 可能有效。

4. 肾上腺素

冠脉内注入肾上腺素 50~200 μg，对硝普钠和维拉帕米无效的患者可能有效，尤其适用于心率慢、血压低的患者。

5. 腺苷

主要产生于 ATP 的降解，能够抑制血小板聚集、扩张血管，减少缺血区的中性粒细胞数量，保持缺血区内皮相对完整；还能够激活钾通道，增加钾离子外流，引起细胞膜超极化，缩短动作电位时间，减少钙离子内流，减轻钙超载。剂量为 10~20 μg/次，可反复注射。

6. ATP 敏感性钾通道（$K^+$-ATP）激动剂

$K^+$-ATP 在维持心肌细胞电生理特性稳定及心肌保护方面发挥重要作用。静脉注射尼可地尔能够降低无复流现象的发生率。

7. 溶栓药物

冠脉内注射尿激酶原 10~20 mg，有助于改善无复流。但同时使用多种抗栓药物，特别要注意防范出血。

8. 罂粟碱

冠脉内注射罂粟碱对治疗无复流有效。

9. 三磷酸腺苷

可注射三磷酸腺苷每次 200 μg，可反复注射。

### 知识拓展

无复流时冠脉内推注硝普钠等药物最有效的方法是经抽吸导管、微导管或刺破的球囊直接将药物推注到冠状动脉远端末梢，直接扩张末梢血管。

10. 循环支持

患者血压下降时应静脉注射去甲肾上腺素 0.5~1 mg 或多巴胺 2~3 mg 以维持其血压，同时静脉持续滴注或泵入去甲肾上腺素(开始以 16~24 μg/min 的滴速输注，每 2 分钟测 1 次血压，直至达到预期的血流动力学，维持量多为 4~8 μg/min)、多巴胺[开始以 5 μg/(kg · min)的滴速输注，监测患者的血压，以 5~10 μg/(kg · min)速度递增至 20~50 μg/(kg · min)，直至达到满意效果]升高患者血压，直至血压升至 90/60 mmHg 以上。对于心电不稳定，尤其出现心动过缓者，可静脉注射阿托品 0.5~2 mg 或肾上腺素，必要时行临时起搏术。如发生室颤，应及时电除颤，反复发作室性心动过速或室颤时静脉推注胺碘酮(150~300 mg，首选)或利多卡因(100 mg)。对于上述方法仍不能维持血压者，可予 IABP 和/或 ECMO 辅助治疗。

11. CABG

CABG 不能逆转无复流。

12. 其他

冠脉血流速度恢复正常时才能结束手术；患者返回病房时应监测其心电图、心率、心律和心肌损伤标志物。

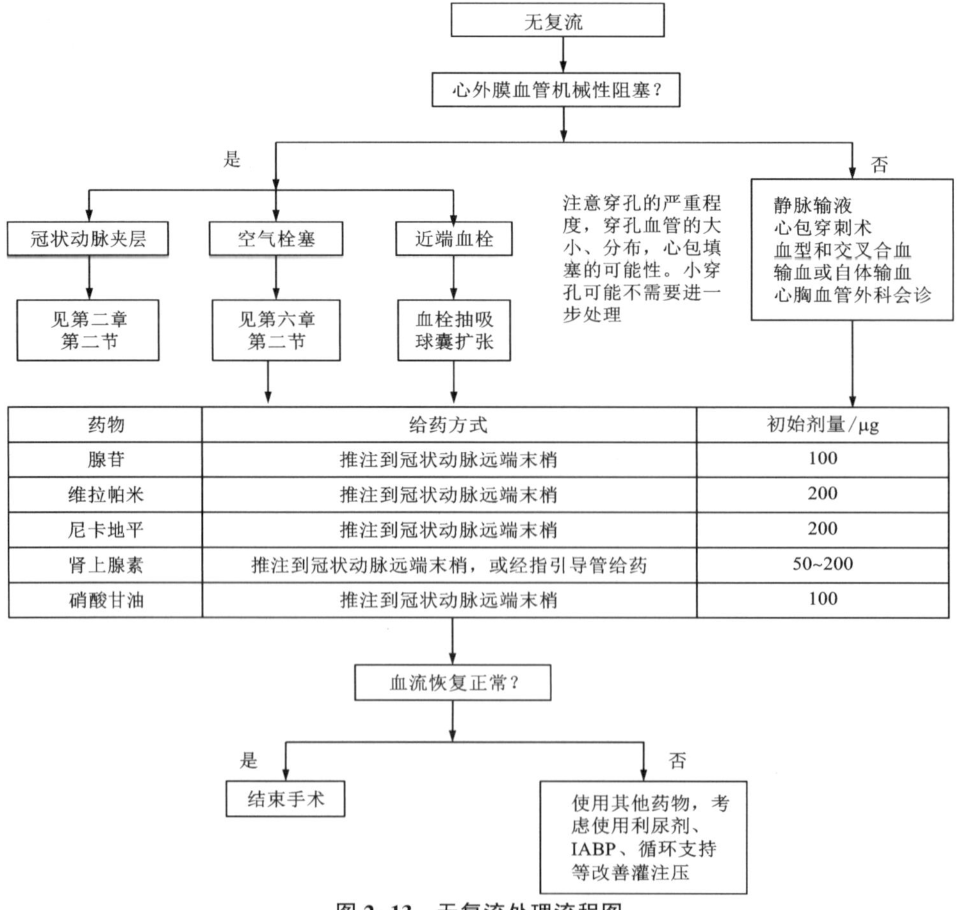


| 药物 | 给药方式 | 初始剂量/μg |
|---|---|---|
| 腺苷 | 推注到冠状动脉远端末梢 | 100 |
| 维拉帕米 | 推注到冠状动脉远端末梢 | 200 |
| 尼卡地平 | 推注到冠状动脉远端末梢 | 200 |
| 肾上腺素 | 推注到冠状动脉远端末梢，或经指引导管给药 | 50~200 |
| 硝酸甘油 | 推注到冠状动脉远端末梢 | 100 |

**图 2-13　无复流处理流程图**

## 六、预防

对有无复流危险因素的病变患者进行 PCI 时，要注意以下情况以预防无复流及慢血流的发生。

(1)进行球囊预扩张时应避免反复多次扩张。

(2)释放支架时应尽量一次性高压力扩张，尽量避免高压力后扩张，尽量避免长支架。

(3)血管扩张剂：冠脉内预先给予硝普钠、维拉帕米、腺苷、尼可地尔或硝酸甘油，再行球囊扩张或释放支架。可在支架释放前/每次普通球囊预扩张前/高压球囊后扩张前，向冠脉内注入硝普钠 100~200 μg，再释放支架或扩张球囊。

(4)球囊扩张或支架植入后出现的慢血流应及时处理，待血流速度正常后再进行下一步操作。如果轻微慢血流没有及时处理，进一步的操作或反复注射造影剂会使慢血流加重，形成无复流，引发严重后果。

(5)用球囊扩张病变处或植入支架后不要立即注射造影剂，应先在冠状动脉内注射硝普钠再造影。

(6)发生无复流后，不要反复造影证实血流是否已经恢复正常，黏稠无氧的造影剂会加重慢血流。

(7)血栓性病变，尽量用血栓抽吸导管把血栓抽吸出来；如果血栓抽吸不出来，血流又达到 TIMI 3 级，可以先暂时不植入支架，抗凝数天后，再择期植入支架。

(8)远端保护装置：在旋切、旋磨术及退行性静脉桥病变行 PCI 时，可应用远端保护装置，可以减少无复流的发生。

(9)术前充分进行抗血小板、抗凝治疗：血小板和纤维蛋白微小栓子的堵塞是引起无复流现象的一个重要因素，充分抗血小板、抗凝治疗是预防无复流的重要措施。血小板糖蛋白Ⅱb/Ⅲa 受体拮抗药是血小板聚集的强效抑制剂，血小板糖蛋白Ⅱb/Ⅲa 受体拮抗药的使用可能对预防 PCI 后无复流发生有益。在 PCI 时应用血小板糖蛋白Ⅱb/Ⅲa 受体拮抗药对降低病死率、防止再次梗死和再次紧急介入治疗有益。无复流症状改善后，可考虑在 24~48 h 内用血小板糖蛋白Ⅱb/Ⅲa 受体拮抗药。

(10)主动脉内球囊反搏(IABP)：IABP 可增加冠脉灌注压，促进血管活性物质清除，减少梗死范围，但没有逆转无复流的功效。在进展性缺血、血流动力学不稳定时可使用 IABP。

## 典型病例

病例 1：患者，男性，66 岁，反复腹胀、心前区烧灼感 2 年余，再发 1 月入住消化科。伴有嗳气不适。护胃、制酸治疗无效。胃镜提示浅表性胃炎。患者转入心内科前 30 分钟，出现胸痛、大汗，心电图提示前壁心肌梗死。冠状动脉造影提示前降支 100%闭塞，回旋支狭窄 60%，右冠无明显狭窄。诊断：冠心病，急性前壁心肌梗死。急诊 PCI 时，前降支植入支架后患者出现无复流，血压低，用去甲肾上腺素升压的同时冠脉内反复推注硝普钠，血流恢复至 TIMI 3 级(图 2-14)。

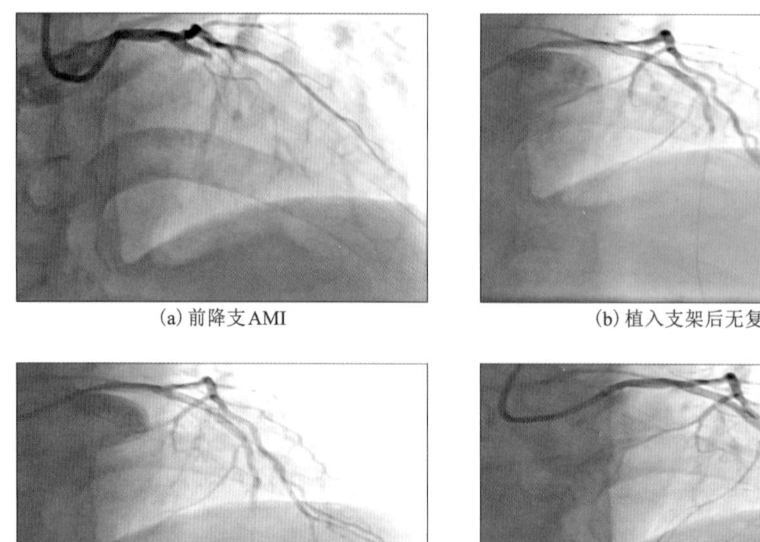

(a) 前降支AMI (b) 植入支架后无复流

(c) 升压的同时反复冠脉内推注硝普钠 (d) 血流恢复TIMI 3级

**图 2-14　病例 1 冠状动脉无复流术情形**

病例 2：患者，男性，67 岁，因胸痛 1 h 入院。心电图提示急性前壁心肌梗死。冠脉造影显示：前降支 100%闭塞，回旋支及右冠无明显狭窄。诊断为：①冠心病，急性前壁心肌梗死；②高脂血症。植入支架后，后扩张时患者发生无复流，冠脉内给予硝普钠无效，患者室颤。除颤的同时，冠脉内给予肾上腺素，除颤成功，血流恢复至 TIMI 3 级。置入 IABP 后回 CCU，3 天后拔出 IABP（图 2-15）。

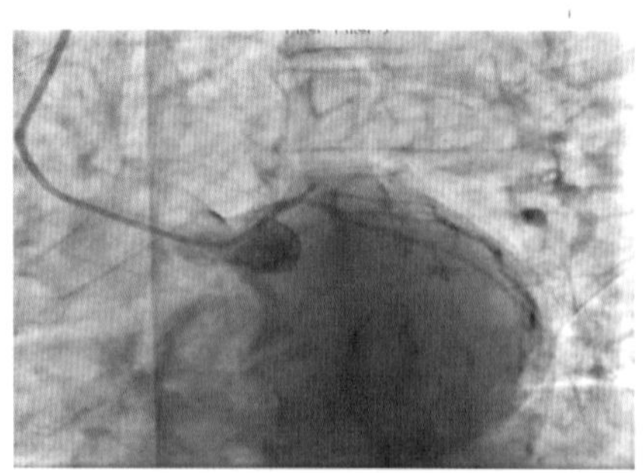

(a) 前降支急性心肌梗死

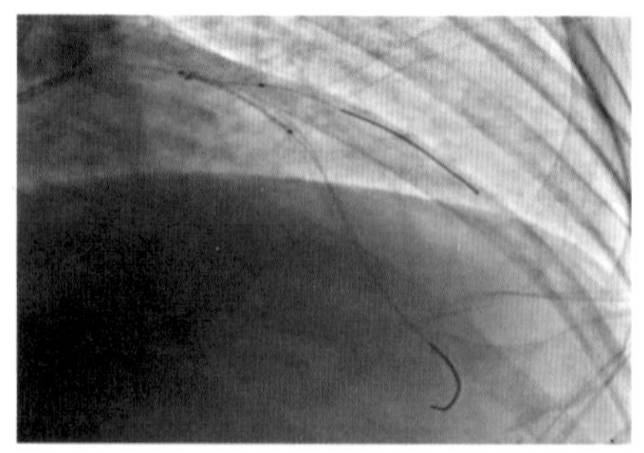

(b) 串联植入支架

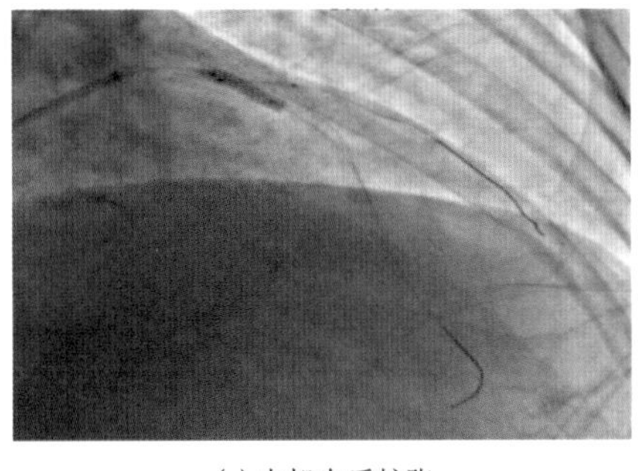

(c) 支架内后扩张

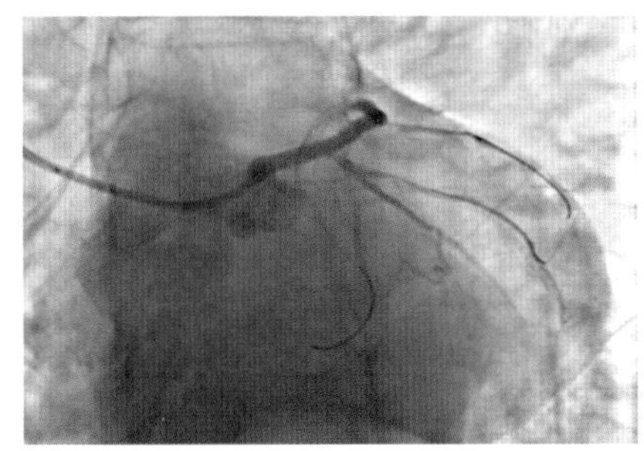

(d) 前降支无复流、冠脉内给予硝普钠

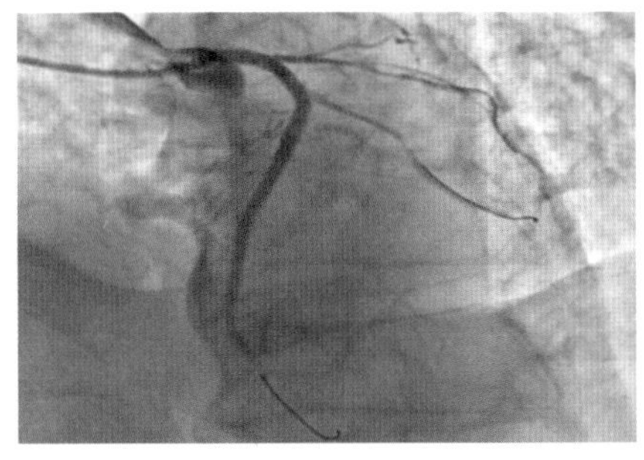

(e) 除颤冠脉内给予肾上腺素

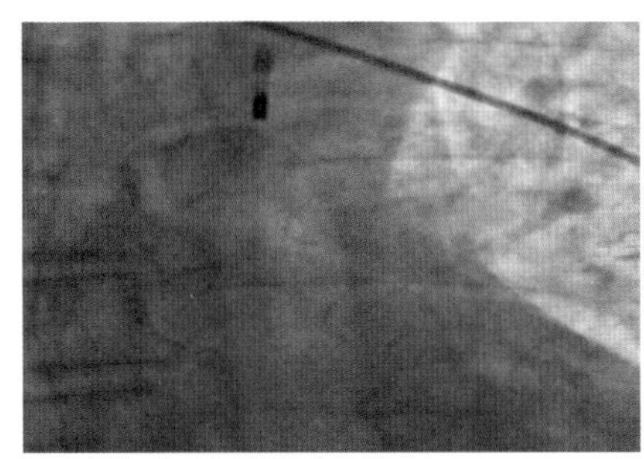

(f) 植入IABP转CCU

**图 2-15　病例 2 冠状动脉无复流术情形**

## 第五节　冠状动脉痉挛

冠状动脉痉挛(coronary artery spasm)是经皮冠状动脉介入治疗较常见的并发症之一，是心外膜较大的冠状动脉突发异常收缩致管腔部分或完全闭塞造成心肌缺血引起的，严重者可致心肌梗死和猝死等。

### 一、分类

#### 1. 病变部位的血管痉挛

病变部位的血管痉挛最常见，发生率为 1%~5%。多见于中青年患者和偏心性狭窄病变患者。冠脉内注入硝酸甘油 100~200 μg 常可迅速缓解。

#### 2. 病变远端血管痉挛

多由手术器械的机械刺激或释放的缩血管物质，如 5-羟色胺引起。向冠脉内注入硝酸甘油 100~200 μg 可使其缓解。

#### 3. 微血管痉挛

原因是血管活性物质的释放使微循环失去了自身调节功能，导致微血管持续收缩。微血管痉挛对硝酸甘油几乎无反应，钙通道阻滞药治疗有效。

#### 4. 介入术后痉挛

经皮冠状动脉球囊扩张术后，其扩张部位容易发生痉挛；冠脉支架植入术的应用使其发生率大大降低；随着药物球囊的广泛使用，术后发生痉挛应重新引起重视。

## 二、原因

冠状动脉痉挛的原因尚不十分清楚。男性、hs-CRP 升高、血脂异常、糖尿病、吸烟、酗酒、吸毒、焦虑、抑郁等是冠状动脉痉挛的危险因素。使用造影剂尤其是温度过低的造影剂和离子型造影剂、指引导丝，指引导管不同轴或深插紧贴血管壁，球囊等的机械刺激和损伤，可破坏冠状动脉的内膜，使其氮氧化物大量丢失，提高了病变部位血管对缩血管物质的敏感性，同时降低了对血管舒张物质的敏感性，而引起冠状动脉痉挛。

## 三、临床表现

冠状动脉痉挛可导致冠状动脉狭窄甚至完全闭塞。轻度痉挛时患者可以没有任何症状，也可表现为胸痛和 ST 段改变。严重痉挛时可导致患者心肌梗死、心律失常、低血压甚至死亡，心电图有相应缺血性 ST-T 改变或相应心肌梗死改变。

冠状动脉痉挛时，冠状动脉造影显示痉挛处管壁呈光滑或不光滑的局限性或弥漫性狭窄样改变。年轻男性常表现为节段性血管内膜不光滑。年龄相对较大的女性多表现为弥漫性冠状动脉痉挛，冠状动脉造影表现为弥漫性血管僵硬、突然变细及血管边缘粗糙。

## 四、处理

### 1. 排除夹层

多角度造影可排除冠状动脉夹层、血栓。大多数冠脉痉挛对硝酸甘油及钙通道阻滞药效果良好，反复发生痉挛多为冠状动脉夹层导致，故针对严重的对药物治疗无效的痉挛，不主张以球囊反复扩张，应进行多角度造影，必要时行 IVUS 或 OCT 检查明确有无夹层，如为冠状动脉夹层，应植入支架。

### 2. 硝酸甘油

冠脉内给予硝酸甘油 100~200 μg 多可缓解痉挛。少数患者需反复使用硝酸甘油，尤其是正在接受静脉注射硝酸甘油的患者。

### 3. 钙通道阻滞药

对使用硝酸甘油无效或使用硝酸甘油再次发生痉挛的患者，可冠脉内给予维拉帕米（100~200 μg/次，总量 1~1.5 mg）或地尔硫䓬（0.5~2.5 mg/次，总量 5~10 mg）。

### 4. 球囊扩张

若冠脉内注入硝酸甘油、维拉帕米或地尔硫䓬无效，可用球囊以低压力扩张（1~4 atm）痉挛部位持续 2~5 min，常可明显改善痉挛。

### 5. 植入支架

对于反复而严重的局限性痉挛，如药物治疗无效，特别是合并冠状动脉狭窄的患者，可考虑植入支架。但多支血管痉挛和极其严重的冠状动脉痉挛，支架治疗可能无效。

### 6. 循环支持

反复发生的顽固性冠状动脉痉挛可导致心肌缺血和低血压，反复或顺序应用硝酸甘油或钙通道阻滞药可加重低血压，导致患者临床情况恶化。应同时使用血管活性药物如去甲肾上腺素、多巴胺(用法参照本书第二章第三节)在维持血压的基础上，再应用扩血管药物。必要时使用主动脉内球囊反搏维持循环稳定。如有缓慢性心律失常如房室传导阻滞、心动过缓者，应静脉给予阿托品 1~2 mg 或异丙肾上腺素，必要时行临时起搏治疗。

7. 其他

冠状动脉介入治疗时，可撤出球囊保留指引导丝并注入硝酸甘油 100~200 μg。如无效，应考虑为指引导丝刺激引起的血管痉挛，排除冠状动脉夹层后，将指引导丝撤至血管近段或指引导管内，痉挛多可解除。

### 五、预防

术前患者要有较好的心理准备，避免紧张情绪等，必要时服用镇静药物；术前服用钙通道阻滞药或硝酸酯类药物；术中避免粗暴和不必要的操作，选择合适的手术器械。

## 第六节　冠状动脉壁内血肿

冠状动脉壁内血肿(intramural hematomas，IMH)是由于血管内膜在球囊或支架等机械作用下发生撕裂且深达中膜，血流由撕裂入口进入血管壁内，但由于缺乏出口，血流在壁内积聚，致假腔不断扩大而压迫真腔，导致血管狭窄甚至血流中断。极少部分由于冠状动脉滋养血管破裂，内膜没有破口，血液聚集形成 IMH。多数血肿向远端延展，少数也可局限。PCI 术后 IMH 并不少见，很容易漏诊和误诊，处理不当可造成灾难性后果。

### 一、原因

1. 临床因素

临床因素包括男性、高血压病、糖尿病、急性冠脉综合征、结缔组织病等。

2. 病变因素

斑块的类型、偏心病变、严重钙化、弥漫性长病变、严重迂曲、成角病变、冠状动脉开口病变或开口异常、小血管等。

3. 操作因素

粗暴操作；旋磨，球囊过大，支架过大，高压力扩张球囊或支架，高压球囊后扩张时球囊超出支架边缘，指引导管或指引导丝选择或操作不当等导致冠状动脉夹层，尤其是夹层后继续注射造影剂或推送球囊、微导管等器械；指引导管或造影导管开口紧贴冠状动脉壁推注造影剂等。

### 二、影像学表现

IMH 常合并冠状动脉夹层，易于发现；而无冠状动脉夹层的 IMH 造影时常出现新发的非痉挛、非血栓的狭窄病变，表现为管腔缩窄或鼠尾状闭塞，由于无法显示明确的夹层征象和撕裂内膜片，因此早期在造影下常不易明确，可尝试在冠脉内注射硝酸甘油 100~200 μg 或维拉帕米 100~200 μg 等扩血管药物与冠状动脉痉挛鉴别，壁内血肿对扩血管药物无效，而冠状动脉痉挛对扩血管药物有效。对于怀疑壁内血肿的患者，应尽快行IVUS检查明确诊断，多数表现为均匀强回声，少数为低回声或无回声。

### 三、处理

目前关于IMH治疗的研究多为个例报道，目前尚无一致意见，需根据是否合并夹层、存在于支架内或外、累及近段还是远段、缺血程度等综合考虑。

(1)出现壁内血肿后，关键是保证指引导丝不脱出，如已脱出，应调整指引导丝进入血管真腔。

(2)支架内IMH，支架已经覆盖，无须处理。

(3)局限性IMH、管腔狭窄不严重、无缺血表现的病变，可考虑保守治疗，待其自行吸收。

(4)IMH范围较广不易自行吸收，有逐渐进展甚至有导致冠状动脉急性闭塞风险的患者，需行支架植入术。

(5)合并夹层的IMH，有延展及血管闭塞风险的患者，应植入支架，尤其是合并C~F型夹层的患者。

(6)血肿范围较局限但有延展导致急性心肌梗死风险时，植入支架完全覆盖夹层和血肿入口可有效阻止血肿的进一步延展。

(7)植入支架前预处理IMH时，考虑使用切割球囊切割IMH 2~3处，但切割球囊可能不能切开较柔软的内膜，如切割球囊效果不佳，可尝试使用较硬导丝刺破血肿内层。

(8)如血肿位于远端，植入支架顺序应由远及近，以利于血肿内积存的血液从入口流出，如由近及远，则有可能将血肿进一步推向远端。在未明确血肿范围时盲目球囊扩张则有可能进一步扩大血肿的范围。植入支架定位于IMH远端5~10 mm处释放，最好在IVUS或OCT的引导下定位支架(植入支架方法详见本书第二章第二节)。

### 四、预防

(1)预防冠脉夹层的形成(详见本书第二章第二节)。

(2)急性冠状动脉综合征患者大部分为不稳定斑块，不宜选择超滑指引导丝，如确需选择超滑指引导丝，必须轻柔操作，避免盲目推送。

(3)指引导丝进入假腔后，避免进入任何器械。

(4)发现夹层和壁内血肿后，避免造影，如确需影像引导支架或球囊定位，应轻柔推注少许造影剂，最好在IVUS引导下定位支架或球囊。

## 第七节　分支闭塞

分支闭塞是指在冠状动脉分叉病变处行介入治疗过程中，由于对主支(major branch，MB)行球囊扩张或植入支架，使MB病变处的分支(side branch，SB)血管出现血流消失的现象。SB血管发生闭塞的机制包括痉挛、夹层、斑块脱落、斑块移位、MB夹层或血肿延展等，其中夹层和斑块移位是最主要的原因。小 SB 血管闭塞可无缺血现象，但大 SB 血管闭塞可能造成严重后果，如急性心肌梗死、急性心力衰竭、CABG 甚至死亡。

## 一、原因

SB 闭塞与 SB 是否起源于 MB 病变处、SB 开口狭窄程度、MB 和 SB 夹角大小、SB 直径、MB 支架/血管直径比、急性冠脉综合征等因素有关。SB 起源于 MB 血管的非病变部位的危险性极低(<1%)；SB 开口以远有>50%的狭窄病变，有中度狭窄风险；SB 起源于 MB 血管病变处，开口狭窄≥50%，SB 闭塞危险高；SB 与 MB 的夹角越小，闭塞风险越高；分叉脊的顶端距离 SB 开口的近端距离较近，无斑块负荷的隆突较薄，与 SB 相对的 MB 有大的钙化斑块，SB 闭塞的风险高(图 2-16)。

IVUS 评价：SB 管腔面积越小，斑块负荷越重，成角越小，存在钙化结节，存在衰减斑块意味着补救性植入 SB 支架比例升高。

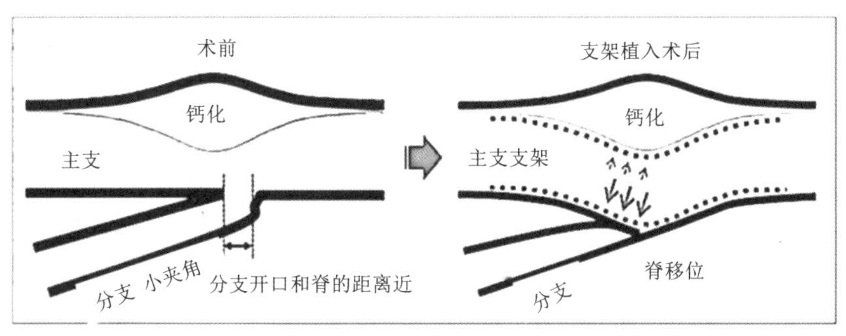


**图 2-16　与 SB 相对的大钙化斑块易导致支架向 SB 侧挤压**

来源：改良自李妍《分叉病变 PCI 中分支闭塞的风险评估与预防》。

## 二、处理

(1)导丝 rewire 技术：送入另一根指引导丝穿过支架网眼，成功后顺序扩张 SB 及 MB，并完成对吻，支架近端 POT 技术使支架充分贴壁。

(2)如 rewire 不成功，可以采用球囊掘进技术(图 2-17)：球囊抵住支架近端后沿指引导丝在支架外进入 SB。MB 送入高压球囊后扩张，在 SB 处与 SB 球囊对吻扩张，此时造影如显示 SB 良好，撤出 SB 球囊，交换指引导丝，顺序扩张 SB 及 MB，并完成对吻，支架近端 POT 技术使支架充分贴壁；如造影显示 SB 血流受限，可重复进行。

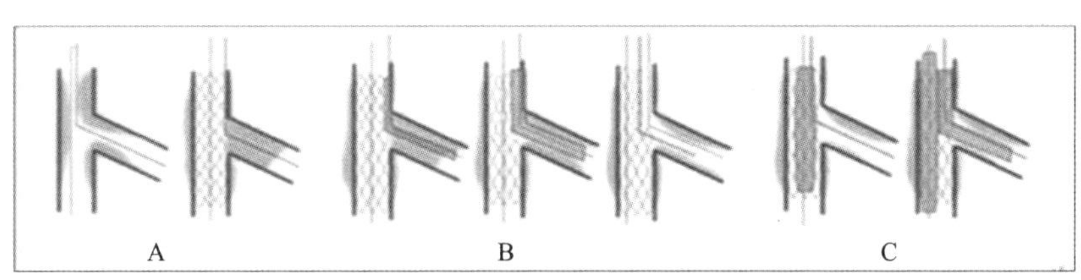


**图 2-17　球囊掘进技术**

来源：改良自唐熠达《分叉病变 PCI 如何预防和处理分支闭塞》。

1)球囊掘进技术的优点：①保留拘禁导丝(jailed wire)的优点，SB闭塞后，保留指引导丝可以作为路标，有助于边支的补救性处理；②便于找到SB开口，减少SB夹层的发生；③开通SB迅速，能迅速缓解患者缺血症状。SB开口近端MB支架长度短，球囊易进入SB开口。MB球囊锚定技术有利于SB球囊进入。掘进球囊保留在主支支架外腔隙内，可保证第三根指引导丝从支架内进入边支，提高指引导丝再通过的成功率。

2)球囊掘进技术的缺点：①病变部位严重钙化，迂曲成角，开口病变重等，会增加球囊通过的难度，因此，掘进球囊外径应尽可能小，通过性好；②MB支架有纵向压缩可能；③对药物支架(DES)的聚合物涂层可能会产生影响。

(3)SB及MB完成对吻后，如分支适合行药物球囊扩张术，可行药物球囊PTCA术，并完成最终对吻；必要时分支植入支架，主支支架及分支支架完成最终高质量对吻。

## 三、预防

在处理MB病变时，首先应考虑是否会引起SB血管闭塞，是否要保护SB血管。术前应仔细分析冠脉造影图像，并且对下列问题做到心中有数：①SB直径是否大，是否重要？当解剖SB供血意义超过MB时，应将解剖SB当MB对待，这种情况多见于回旋支-钝缘支分叉病变。②SB和MB角度是否较大？③SB开口或近段是否有明显病变？④SB是否较难进入？⑤患者是否高危？SB是否相对重要？⑥MB是否狭窄较重且有较大斑块负荷？

主支与分支血管的关系如表2-2所示。

**表2-2　主支与分支血管的关系**

| 解剖关系 | 分支闭塞风险/% | 闭塞分支的导丝技术水平 | 分支是否要保护 |
| --- | --- | --- | --- |
| 分支被累及，球囊扩张可能使其阻塞 | <1 | 低 | 不需要 |
| 分支源于病变的主支血管，分支正常 | 1~10 | 低~中 | 可能，决定于分支的直径和病变特点 |
| 分支开口>50%狭窄 | 大于10 | 高 | 需要保护分支 |

以下情况建议保护SB：①任何直径>2.0 mm的SB，其开口病变造成的狭窄≥50%；②任何直径>2.0 mm的SB(无开口病变)，起源于MB病变部位。以下情况可不保护SB：①SB正常，且起源于MB的非病变部位；②SB直径<1.5 mm；③SB开口孤立的轻度狭窄。存在疑问难以做出决定时最好选择保护。

(1)SB拘禁导丝技术：SB和MB均放置指引导丝，可以减小SB和MB夹角；减小MB植入支架后SB闭塞的可能性；SB闭塞时可起到“路标”作用。

(2)对吻球囊技术：预处理病变血管时，MB和SB分别放置指引导丝，分别沿MB和SB指引导丝送入相应直径的预扩张球囊(如MB在SB前后直径相差大，MB的球囊参考病变远端血管直径)，同时将两个球囊扩张，以防止斑块移行、阻塞分支血管。

(3)切割球囊、双导丝球囊或棘突球囊预处理病变：MB和SB按顺序切割；如果造影下观察SB本身没有病变累及，那可以先切割MB，观察SB开口情况，如有需要，再用切割球囊处理 SB；如果 SB 本身有病变累及，则可以先用切割球囊处理 SB，再处理 MB。切割球囊与血管直径比为 0.8～1。

（4）MB 钙化病变，予旋磨或经皮冠状动脉腔内冲击波球囊导管成形术预处理，销蚀或震碎钙化病变，从而防止 SB 闭塞。

（5）SB 拘禁球囊技术：MB 支架释放前，SB 预埋相应直径的球囊。支架以中等压力释放后，造影如显示 SB 良好，则回撤预埋于 SB 的球囊，MB 支架高压扩张；如 SB 闭塞或血流受限，则扩张拘禁球囊。也可以采用深埋球囊技术：将拘禁球囊置于需保护血管的深部，利用球囊杆来保护边支。

（6）SB 扩张拘禁球囊技术：SB 球囊在以 3～4 atm 的压力扩张的同时释放 MB 支架，再将 SB 球囊抽空，MB 支架后扩张，造影如显示 SB 良好，撤出拘禁球囊，交换导丝，支架近端 POT 技术使支架充分贴壁，必要时行 MB 和 SB 球囊对吻术；如 SB 闭塞或血流受限，MB 送入高压球囊后扩张，在 SB 处高压球囊与拘禁球囊对吻扩张，此时造影如显示 SB 良好，撤出拘禁球囊，交换导丝，支架近端 POT 技术使支架充分贴壁，必要时行 MB 和 SB 球囊对吻技术；如造影 SB 血流仍受限，可重复进行，必要时在 SB 处植入支架或行经皮药物球囊扩张成形术。

（7）双支架技术：如 SB 粗大、开口狭窄较重，估计一旦闭塞后果较严重，可以先于 SB 植入支架，再于 MB 植入支架（Culotte 技术、DK Crush 技术、T 支架术等）；或同时于 SB、MB 植入支架（Crush 技术、对吻支架术等），并完成最终对吻，可防止 SB 闭塞。

（8）串联植入两个支架时，重叠部分不应选择在 SB 开口处。

（9）MB 夹层、血肿后，避免反复特别是用力推注造影剂，否则夹层及血肿可能延展，导致 SB 闭塞。

注意事项：SB 放置拘禁导丝时，应避免使用超滑导丝，切忌过度旋转导丝以免两根指引导丝缠绕，避免导丝 Knukle 进入 SB。

## 典型病例

患者，女性，73 岁，因反复胸闷 2 年，加重 15 天入院。冠脉造影显示：前降支弥漫性狭窄 70%～90%、严重钙化，第一对角支（D1）开口及近段弥漫性狭窄 90%，第二对角支（D2）无明显狭窄，回旋支及右冠未见明显狭窄。诊断：①冠心病 不稳定型心绞痛；②高血压病。前降支旋磨处理后，D1 及 D2 分别采用拘禁球囊技术和拘禁导丝技术保护（图 2-18）。

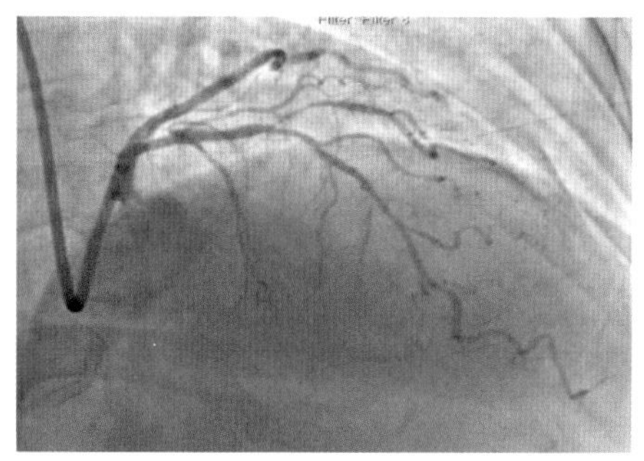

(a) 前降支弥漫性狭窄、第一对角支狭窄

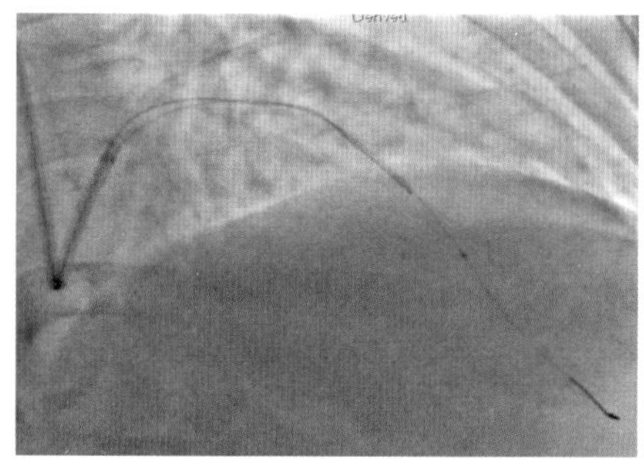

(b) IVUS 不能送达远段，中段严重钙化

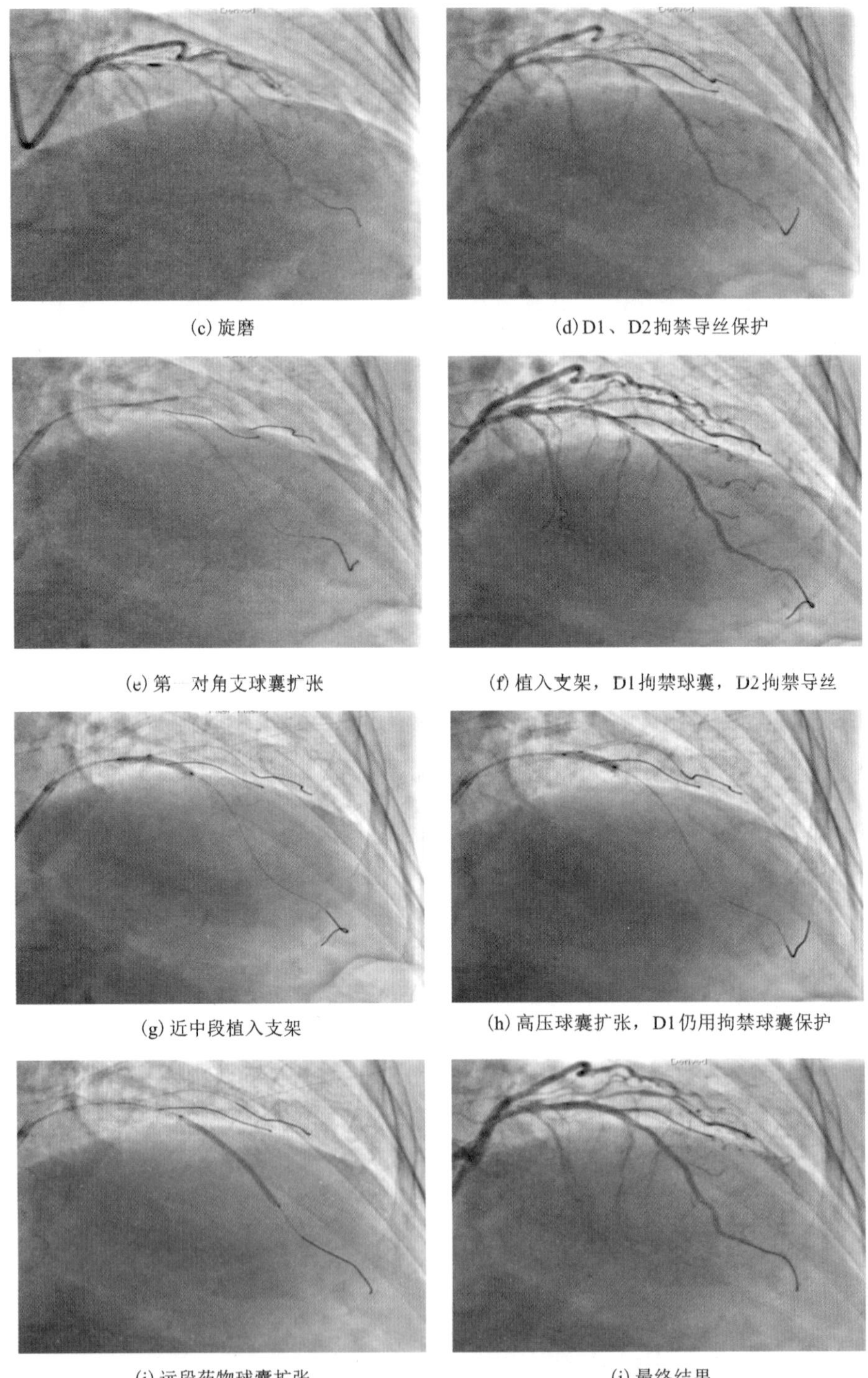

(c) 旋磨　　(d) D1、D2拘禁导丝保护

(e) 第一对角支球囊扩张　　(f) 植入支架，D1拘禁球囊，D2拘禁导丝

(g) 近中段植入支架　　(h) 高压球囊扩张，D1仍用拘禁球囊保护

(i) 远段药物球囊扩张　　(j) 最终结果

图 2-18　分支闭塞术中所见

# 第八节　冠状动脉瘤形成

冠状动脉瘤(coronary artery aneurysm，CAA)是指冠状动脉局部扩张，造影下其直径大于正常冠脉直径的1.5倍以上。根据形态，CAA可以进一步分为囊状动脉瘤、纺锤形动脉瘤及表现特殊的“串珠样瘤”。根据结构，CAA分为真性动脉瘤和假性动脉瘤两种：真性动脉瘤的瘤壁包含了动脉血管壁的正常结构(中层和内层)，并与邻近正常的血管壁延续；假性动脉瘤的血管壁全层被破坏，其腔壁常常仅是一层脏层心包。当动脉瘤的直径超过邻近正常冠脉直径的3倍，将很有可能导致冠状动脉破裂。

## 一、原因

(1)术后持续存在的夹层是形成冠状动脉瘤的主要危险因素。

(2)球囊过度扩张，可导致局部血管壁浅层撕裂，从而导致冠状动脉瘤形成。

(3)其他原因包括长支架、多支架、急性心肌梗死、支架贴壁不良(包括晚期获得性支架贴壁不良)、正性血管重构。

## 二、发病机制

### 1. 冠状动脉粥样硬化

冠状动脉粥样硬化导致血管狭窄，在介入治疗时冠状动脉被较大程度地扩张，富含脂质的粥样斑块破裂，血管内膜损伤后冠状动脉局部的正性重构可导致动脉瘤形成。

### 2. 介入操作时对血管壁的损伤

介入损伤血管壁(如支架边缘夹层、球囊或支架过度扩张、斑块旋切、激光血管成形术等)，尤其是中层受损，导致血管逐渐扩张，血管壁变薄，最终导致动脉瘤形成。

### 3. 药物支架的影响

药物支架包含的洗脱药物、多聚物涂层和金属支架都有可能促发炎症细胞浸润和血管壁薄弱化，导致血管内膜损伤后冠状动脉局部重构，形成动脉瘤。

### 4. 过敏反应

支架段血管瘤样扩张伴随T淋巴细胞聚集和嗜酸粒细胞增多的严重局部过敏反应性血管炎。

### 5. 炎症反应

类风湿性疾病患者血管的中膜和内膜存在更明显的炎症反应，而这种炎症过程加速了粥样硬化和冠状动脉瘤形成。

## 三、分型

Aoki等建议将支架术后的冠状动脉瘤分为3型，涵盖假性动脉瘤和真性动脉瘤。

### 1. Ⅰ型动脉瘤

患者术后4周内检出的快速增长的假性动脉瘤，常合并心包炎。介入操作导致的医源性夹层和动脉深层损伤是假性动脉瘤的发病基础，可能与术中动脉管壁的损伤有关，而不是支架、聚合物等与血管壁的慢性反应。

2. Ⅱ型动脉瘤

定义为亚急性-慢性发病，因术后症状再发或定期造影检查而检出动脉瘤。其临床表现多样化，可以无任何症状，也可以表现为心绞痛，其形成可能与血管壁对支架金属、涂层和药物产生慢性炎症反应有关。

3. Ⅲ型动脉瘤

较为罕见，为细菌、真菌等感染所致。患者常有发热等全身炎症表现。

## 四、临床表现

冠状动脉瘤是一种非狭窄的冠脉病变，其内膜的病理改变和瘤体内血流速度减慢会导致血栓形成和远端血管栓塞，患者可出现无症状性心肌缺血、稳定型心绞痛、不稳定型心绞痛、心肌梗死和心力衰竭等，如瘤体破裂可能导致患者死亡。

## 五、诊断

冠状动脉造影为诊断冠状动脉瘤的金标准，可以提供关于动脉瘤的大小、位置、数目、形态以及是否与动脉粥样硬化相关联等信息，可以显示为囊状、梭状和多发性动脉瘤。但造影不能显示瘤体结构，IVUS可以提供重要的鉴别和评估信息。放射影像学如冠脉CT、冠脉MRI等无创性检查也能为冠状动脉瘤提供有价值的依据。

## 六、处理

由于动脉瘤发生较少，对于未治疗的支架术后冠状动脉瘤的自然病程仍缺乏数据，目前对于支架术后冠状动脉瘤的治疗选择仍有争议（图2-19）。

1. 药物治疗

没有临床症状的冠状动脉瘤患者可采取长期双联抗血小板治疗，可有效降低支架内血栓形成和远端血管栓塞的风险。Ⅲ型动脉瘤常与感染有关，且多数为金黄色葡萄球菌感染，对抗生素治疗反应好。对于该型动脉瘤应以预防为主，术中严格执行无菌操作，以降低其发生率。

2. 介入治疗

对于出现心绞痛症状、支架内血栓形成、动脉瘤破裂的高危患者，应积极进行治疗，治疗措施包括经皮球囊血管成形术、弹簧圈栓堵、带膜支架植入术。目前有学者采用支架植入术治疗冠状动脉瘤及其合并的远端狭窄。对较小的冠状动脉瘤，植入支架可消除瘤腔；对较大的冠状动脉瘤，支架植入到瘤颈狭窄处，可消除狭窄，提高其远端的血流速度，减少冠状动脉瘤内的血液淤积，从而降低冠状动脉瘤内血栓的发生率。

3. 外科手术治疗

下列情况应考虑外科手术：合并严重的冠状动脉狭窄，不能用药物控制的心绞痛，心力衰竭的患者；冠状动脉瘤瘤壁极薄，有发生瘤体破裂可能；有发生血栓的可能；瘤体巨大，形成压迫症状者；合并其他心脏疾病需同时手术矫正者。已确诊的感染性动脉瘤，建议立即进行外科治疗。

4. 其他

对于经 IVUS 检出的假性动脉瘤( Ⅰ型)，如瘤体较大(至少 2 倍于参照血管直径)或随访发现有明显扩张，破裂的风险远大于真性动脉瘤，建议介入或外科治疗。对较大的真性动脉瘤(至少 2 倍于参照血管直径)，尤其伴有症状时，建议积极行介入或外科治疗。

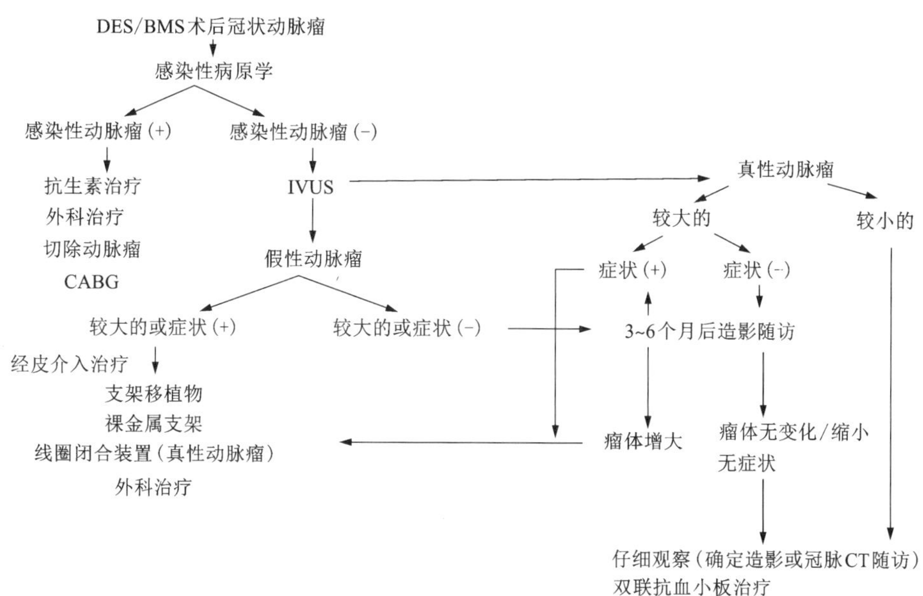


**图 2-19　支架术后冠状动脉瘤治疗流程图**

## 七、预防

(1)避免不必要的球囊过度扩张，植入支架的直径、长度、位置要合理。

(2)加强抗动脉粥样硬化的治疗对预防动脉瘤的形成有效。

(3)避免介入操作时及围手术期的细菌、真菌感染。

# 第九节　心包压塞

冠脉介入治疗引起冠状动脉穿孔后，血液经穿孔部位流至心包腔，常导致急性心包压塞(pericardial tamponade)。冠脉介入治疗中冠脉穿孔发生率为 0.3%~0.58%，穿孔后心包压塞发生率为 24%~42%，其中病死率达 10%。

## 一、原因

见本书第二章第一节。

## 二、诊断

在介入操作过程中，如患者突然出现血压降低、大汗、神志改变、胸闷、气促、心率增快或变慢等变化，应高度怀疑冠状动脉穿孔，应立即进行造影，如发现造影剂外渗，即可诊断为冠状动脉穿孔。因指引导丝或球囊占据破口位置而造影剂没有扩散，故Ⅰ型穿孔不易发现，但若指引导丝或球囊回撤后造影剂扩散则可明确诊断。影像上如左、右冠状动脉远端呈现特殊的“女妖舞步”样摆动，且摆动幅度大，往往提示心包内大量积血，应立即完善X线或超声心动图明确有无心包积血。

心包压塞的早期症状：①介入操作过程中或之后患者突然出现胸闷、呼吸急促、烦躁等症状，可伴有恶心、呕吐等迷走神经功能亢进的表现，有时其症状类似于血管迷走神经反射，此时应静脉注射阿托品提高患者心率和排除迷走反射。②血压监测可见患者血压下降、脉压减小，可有心动过缓或心动过速，有时出现交界性逸搏心律，听诊心音减弱或消失。早发心包压塞血流动力学很不稳定，且预后差，但心包积液量不一定很多。

急性心包压塞典型症状可表现为Beck氏三联征，即动脉血压下降、颈静脉怒张和心音遥远。心音遥远是大量心包积液的重要体征，但因急性心包压塞的心包积液量往往较少，故心音减弱不明显，甚或患者平卧时由于心包积血对心脏的托浮作用，其心音反而增强。其他体征还包括奇脉、脉压缩小等。某些心包压塞的患者其血液进入心包腔引起迷走反射而导致心率减慢，经阿托品纠正后低血压仍然存在。桡动脉触诊是一项非常有价值的检查，当其难以触及或相当微弱时强烈提示患者的血压已低于组织灌注要求的水平。甚至部分患者由于交感神经兴奋而表现为血压升高。此时，应结合患者的症状和影像学表现做出综合判断，切莫因患者血压未下降而判断不是心包压塞而贻误病情。心包压塞分为急性心包压塞和迟发性心包压塞（术后超过4 h）。迟发性冠状动脉穿孔可在术后数天发生，需要对患者进行严格监护以及时发现，特别是夹层严重的患者。

迟发性心包压塞早期诊断有一定难度。应注意以下方面：①要有强烈的诊断意识。在介入术后患者出现无法解释的低血压时，应高度警觉迟发性心包压塞可能。②迟发性心包压塞与慢性心包压塞有类似表现，如患者面色苍白、胸闷、气短、多汗及血压降低等。某些迟发性心包压塞者早期表现为心率突然降低，考虑为血管迷走性反射，给予阿托品、多巴胺治疗后，心率很快恢复，但血压一过性上升后，又进行性下降。早期血压及心率突然下降可能与急性心包压塞刺激心包分布的迷走神经有关，而后窦性心动过速和血压进行性下降可能与反射性交感神经兴奋和心包压塞所致低心排量有关。③急诊床旁超声心动图具有诊断价值。心包压塞导致死亡的可能原因：未及时发现；心包积液速度快，并迅速导致呼吸心跳停止；穿刺引流不及时或引流无效；不具备可靠、及时的外科修补条件。

超声心动图是诊断心包积液的金标准。按Weitzman半定量心包积液法，液暗区≤10 mm为少量，10～19 mm为中量，≥20 mm为大量。但介入手术后的心包积液量分为：少量（液暗区≤5 mm），中量（5～10 mm），大量（>10 mm）。

心包积液的特征性X线表现：患者取平卧位，X线表现主要包括以下几个方面。①后前位透视显示心影扩大，搏动消失或近于消失；②左前斜位透视下，心影后缘搏动消失；③无搏动的心影内可见搏动的心脏影；④心影和搏动的心脏之间可见随心脏搏动并远离心影的半环状透亮带，分布于心尖部、左侧和下方心影内。有两种情况需要注意，但其对实际病例的鉴别诊断影响很小。原因如下：①可见到可能是心尖部脂肪组织较多所致的透亮带，但仅仅局限在心尖部，距离心影边缘很近，透光带内的心脏与外心影搏动一致，可见于正常人，与较大量心包积血致急性心包压塞的透光带明显不同；②部分患者发生迷走反射时可有明显的心动过缓和透视下心动过缓引起的心影搏动近似于消失，并可见到非心包积液所致的透亮带，给予患者阿托品静脉注射和(或)多巴胺快速滴注后则心动过缓消失，心影搏动恢复。

冠脉穿孔最严重的并发症是心包压塞、心肌梗死及死亡。心包压塞后心肌梗死主要是由于封闭穿孔时长时间堵塞血流，穿孔出血形成的血肿压迫血管，使用鱼精蛋白，停用抗凝及抗血小板药物，血压低，血栓形成等。死亡原因主要是心包压塞，占24%~42%，病情极其凶险。早发现、早诊断、早治疗是关键。

## 三、处理

一旦出现心包压塞应立即进行心包穿刺引流术，同时静脉补液和输注去甲肾上腺素或多巴胺(用法参照本书第二章第三节)等药物维持患者血压。X线下或超声引导下行心包穿刺术并放置猪尾导管、中心静脉导管或血管鞘行持续闭式引流，或用注射器抽出心包积血。穿刺部位可选剑突下、心尖区或胸骨左缘第5肋间，经剑突入路时，穿刺针应紧贴肋骨下，以避免损伤肝左叶。X线下引导穿刺，穿刺回抽血性液体后，经穿刺针推注少许造影剂，造影剂沿心包分布则证实穿刺入心包腔内。

注射器抽出的心包积血可经置于静脉的血管鞘或中心静脉导管回输，以减少患者失血量、维持血容量。引流过程中应注意保持导管通畅。24 h无引流液时可拔除导管。

输液过程中应注意输液速度适当，维持患者正常血压水平，避免血压过高而引起心腔内压力增高和已凝血的心脏破口再次出血，预防心包压塞加重和再次发生。

经积极处理，若仍出血不止，应行急诊外科手术修补，可同时行CABG。外科手术指征：大穿孔，导致严重心肌缺血；一次性抽出心包积血350 mL后仍有活动性出血，血流动力学不稳定；1 h出血量大于800 mL或每小时大于200 mL持续4 h且血流动力学不稳定；非手术方法治疗无效的持续性出血。手术准备过程宜放置灌注球囊，并间断向腔内注射肝素盐水，防止血栓形成，保证前向血流。

## 四、预防

见本书第二章第一节。

## 参考文献

[1] MACHARA A, MINTZ G S, AHMED J M, et al. An intravascular ultrasound classificatisn of angiographie eoronary artery ancurysms[J]. Am J Cardiol, 2001, 88(10): 365-370.

[2] 李占全. 冠状动脉造影与临床[M]. 沈阳：江宁科技出版社，2001.

[3] 洪云飞，宋丽娟，张仪坚. 等. 锚定导丝技术在经桡动脉分叉病变介入治疗中的应用[J]. 中国老年学

杂志，2013，33(10)：2364-2366.

[4] JONER M，FINN A V，FARB A，et al. Pathology of drug-eluting stentsin humans：delayed healing and late thrombotic risk[J]. J Am Coll Cardiol，2006，48(1)：193-202.

[5] STABILE E，ESTEBAN E，WEIGOLD G，et al. Marked malapposition and aneurysm formation after sirolimus-eluting coronary stent implantation[J]. Circulation，2004，110(5)：47-48.

[6] LINCOFF A M，POPMA J J，ELLIS S G，et al. Abrupt vessel closure complicating coronary angioplasty：clinical，angiographic and therapeutic profile[J]. J Am Coll Cardiol，1992，19(10)：926-935.

[7] DEGERTEKIN M，SERRUYS P W，TANABE K，et al. Long-term follow-up of incomplete stent apposition in patients who received sirolimus-eluting stent for de novo coronary lesions：an intravascular ultrasound analysis[J]. Cireulation，2003，108(22)：2747-2750.

[8] DURANTE A，CAMICI P G. Novel insights into an "old" phenomenon：the no reflow[J]. Int J Cardiol，2015，187：273-280.

[9] STONE G W，ELLIS S G，CANNON L，et al. Comparison of a polymer based paclitaxel-elutingstent with a bare metal stent in patients with complexcoronary artery disease：A randomized controlled trial[J]. JAMA，2005，294：1215-1223.

[10] MAEDER M，AMMANN P，ANGEHRN W，et al. Idiopathic spontaneous coronary artery dissection：incidence，diagnosis and treatment[J]. Int J Cardiol，2005，101(3)：363-369.

[11] BINNDI-ZOECAI G G，AGOSTONI P，SANGIORGI G M，et al. Incidence，predictors，and outeomes of coronary dissections left untreated after drug-cluting stent implantation[J]. Eur Heart J，2006，27(5)：540-546.

[12] BRUNETLI N D，PELLEGRINO P L，MARILIO G，et al. Spontaneous coronary dissection complicating unstable coronary plaque in young women with acute coronary syndrome：case reports[J]. Int J Cardiol，2007，115(10)：105-107.

[13] BELL M R，GARRATT K N，BRESNAHAN J F，et al. Relation of deep arterial resection and coronary artery aneurysms after directional coronary atherectomy[J]. J Am Coll Cardiol，1992，20(7)：1474-1481.

[14] AOKI J，KIRTANE A，LEON M B，et al. Coronary artery aneurysm after drug-eluting stent implantation[J]. JACC Cardiovasc Interv，2008，1(1)：14-21.

[15] 王敏，王玮. 药物洗脱球囊在冠状动脉分叉病变介入治疗中的作用[J]. 循证医学，2013，13(5)：314-316.

[16] KAWAMORI H，SHITE J，SHINKE T，et al. Natural consequence of post-intervention stent malapposition，thrombus，tissue prolapse，and dissection assessed by optical coherence tomography at mid-term follow-up[J]. Eur Heart J Cardiovasc Imaging，2013，14(9)：865-875.

[17] ASUNCION C M，HYUN J. Dissecting intramural hematoma of the coronary artery in pregnancy and the puerperium[J]. Obstet Gynecol，1972，40(10)：202-210.

[18] ALMEDA F Q，BARKATULLAH S，KAVINSKY C J. Spontlaneous coronary artery disection[J]. Clin Cardiol，2004，27(8)：377-380.

[19] 毛静远. 经皮冠状动脉介入治疗后冠状动脉瘤形成的研究进展[J]. 临床心血管病杂志，2012，28(11)：804-806.

[20] VAN BEUSEKOM H M，SERRUYS P W. Drug-eluting stent endothelium：presence or dysfunction[J]. JACC Cardiovasc Interv，2010，3(1)：76-77.

[21] MANN T，COWPER P A，PETERSON E D，et al. Transradial coronary stenting：Comparison with femoral access closed with an arterial suture device[J]. Catheter Cardiovasc Interv，2000，49：150-156.

[22] ALFONSO F, PéREZ-VIZCAYNO M J, RUIZ M, et al. Coronary aneurysms after drug-eluting stent implantation: clinical, angiographic, and intravascular ultrasound findings[J]. J Am Coll Cardiol, 2009, 53: 2053-2060.

[23] PRINZMETAL M, KENNAMER R, MERLISS R, et al. Angina pectoris I A variant form of angina pectoris; preliminary report[J]. Am J Med, 1959, 27: 375-388.

[24] DEMAIO S J, KINSELLA S H, SIVERMAN M E. Clinical course and long-term prognosis of spontaneous coronary artery dissection[J]. Am J Cardiol, 1989, 64(8): 471-474.

[25] KHM N U, FAMAN M T, ASHRAF T. Primary percutaneous coronary intervention in a patient with dextrocardia[J]. J Pak Mel Assoc, 2012, 62(8): 847-849.

[26] BOFFA G M, LIVI U, GRASSI G, et al. Angiographic presentation of coronary artery spasm in heart transplant recipients[J]. Int J Cardiol, 2000, 73(1): 67-74.

[27] PRINZMETAL M, KENNAMER R, MERLISS R, et al. Angina pectoris I A variant form of angina pectoris; preliminary report[J]. Am J Med, 1959, 27: 375-388.

[28] YANG E H, LERMAN A. Angina pectoris with a normal coronary angiogram[J]. Herz, 2005, 30(1): 17-25.

[29] EDRIS A, PATEL P M, KERN M J. Early recognition of catheter-induced left main coronary artery vasospasm: implications for revascularization[J]. Catheter Cardiovasc Interv, 2010, 76: 304-307.

[30] CUTIP D E, WINDECKER S, MEHRAN R, et al. Clinical end points in coronary stent trials: a case for standardized definitions[J]. Circulation, 2007, 115(17): 2344-2351.

[31] 李龙虎，金哲，王美兰，等. 冠状动脉分叉病变的主动球囊保护技术：球囊支架对吻术[J]. 中国介入心脏病学杂志，2014，22(3)：181-184.

[32] MASERI A, PESOLA A, MARZILLI M, et al. Coronary vasospasm in angina pectoris[J]. Lancet, 1977, 1(8014): 713-717.

[33] 温尚煜，于宏颖，孙志奇，等. 经皮高速旋磨治疗冠状动脉钙化分叉病变：单中心经验[J]. 中国介入心脏病学杂志，2014，22(2)：102-105.

[34] 马长生. 冠心病介入治疗——技术与策略[M]. 2 版. 北京：人民卫生出版社，2004.

[35] CANTON T, PAJIN F, LANCIEGO C, et al. An Alternative Treatment for Iatrogenic Coronary Perforation[J]. Rev Esp Cardiol, 2009, 62(3): 328-336.

[36] 蒋芳男. 冠状动脉分叉病变不同介入治疗策略的效果评价[J]. 山东医药，2013，53(22)：16-18.

[37] NAKAZAWA G, GRANADA J F, ALVIAR CL, et al. Anti-CD34 antibodies immobilized on the surface of sirolimus-eluting stents enhance stent endothelialization[J]. JACC Cardiovasc Interv, 2010, 3: 68-75.

[38] MAURI L, SILBAUGH T S, GARG P, et al. Drug-eluting or bare-metal stents for acute myocardial infarction[J]. N Engl J Med, 2008, 359: 1330-1342.

[39] 吕树铮，陈韵岱. 冠脉介入诊治技巧及器械选择[M]. 2 版. 北京：人民卫生出版社，2006.

[40] HUBER M S, MOONEY J F, MADISON J, et al. Use of amorphological Classification to predict clinical outcome after dissection from coronary angioplasty[J]. Am J Cardiol, 1991, 68 (5): 467-471.

[41] TREMMEL J A, KOIZUMI T, O'LOUGHIIN A, et al. Images in intervention Intramural hematoma appearing as a new lesion after Coronary stenting[J]. JACC Cardiovasc Interv, 2011, 4(1): 129-130.

[42] 常书福，马剑英，李晨光，等. 冠状动脉支架置入术后壁内血肿的相关分析[J]. 中国介入心脏病学杂志，2018，26(6)：311-315.

# 第三章　支架并发症

## 第一节　支架脱载

支架脱载(stent loss or dislodgement)指支架未到达需要植入支架的病变部位时，从所附着的输送系统(支架球囊)上松动或脱落。支架脱载发生率低，但是发生后可导致冠状动脉内血栓形成、急性心肌梗死，甚至导致患者死亡，因此需加强预防和妥善处理。

### 一、原因

1. 病变因素

冠状动脉中度或者严重迂曲，近端冠状动脉严重成角，中度或者严重钙化，病变位于回旋支或右冠状动脉中远段等。

2. 解剖因素

左主干较短，发生支架"逃逸现象"。

3. 器械因素

支架与支架球囊镶嵌不紧，支架硬度高，柔软性不够；自制指引导管侧孔，指引导管钢丝编织层剐蹭支架；延长导管的Collar(焊接点)剐蹭支架等。

4. 操作因素

①病变预扩张不充分，尝试送支架至冠脉病变时，支架从支架球囊上脱落；②试图通过病变不成功，支架部分或完全被卡住，回撤时支架与支架球囊分离；③指引导管不同轴，强行推送或回撤支架；④分支开口支架突出过多，送入主支支架时，支架钩挂分支支架导致支架脱载；⑤通过近端支架向支架以远或分支输送支架时与支架钢梁剐蹭，导致支架从球囊上脱载；⑥应用szabo技术处理分支病变时，支架与支架球囊分离；暴力操作等；⑦支架推送过程中遇阻力，仍强行推送等(图3-1)。

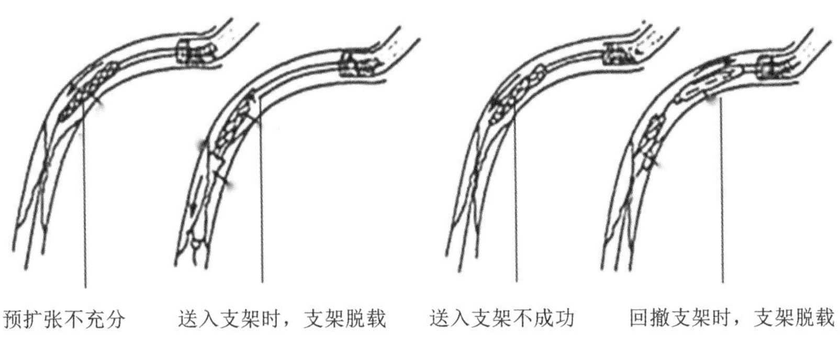


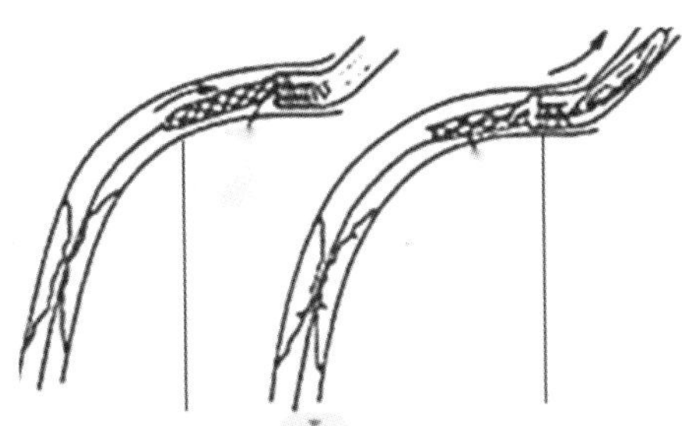


图 3-1　支架脱载的原因

## 二、分类

根据支架脱载的位置和发生脱载后指引导丝是否在支架内，将其分为 6 种类型（图 3-2）。

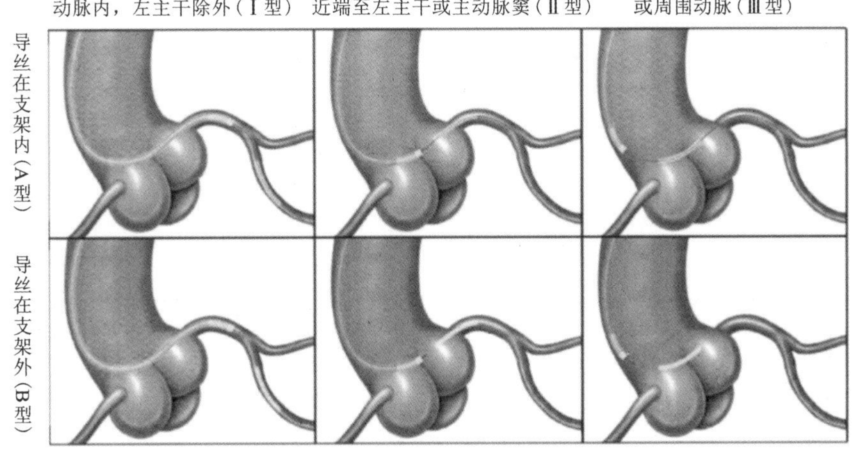


图 3-2　冠状动脉支架脱载分类示意图

## 三、处理

保留指引导丝：当发生支架脱载时，术者一定要沉着冷静，尽最大努力保证指引导丝不脱出脱载支架。保留导丝是“生命线”，是后续有效处理的基础，一旦导丝脱出支架，后续处理会非常困难。

1. 取出脱载的支架

在不损伤冠脉的情况下，将脱载的支架取出是最佳选择。其方法包括小球囊低压扩张回撤脱载支架；双导丝或多导丝缠绕；用抓捕器抓取脱载的支架。其中小球囊低压扩张回撤脱载支架的方法最为常用，但有时候需要联合应用两种以上的方法。无论哪种方法，保证指引导丝未撤出脱载支架是取出支架的前提。在回撤过程中，全程透视全套系统，避免中途脱落造成血管损伤或进入颅内血管。

(1) 如指引导丝仍在支架中，可送入直径 1.5 mm 的球囊至支架中，将球囊用 1~4 atm 的压力扩张后(注意球囊加压的压力不宜过大)，回撤球囊将脱载支架回撤至指引导管。回撤至指引导管时要确认指引导管与冠状动脉开口同轴，而且支架无明显变形，以保证支架可以回撤至指引导管内。支架退至指引导管内后，连同指引导管一起撤出，球囊插入支架中越长越好。支架脱入直径大于 3.0 mm 的血管而未受损者，可将直径 2.0 mm 的球囊送至支架远端低压力扩张并取出支架。

(2) 双导丝或多导丝缠绕技术(图 3-3)：送另一根或几根指引导丝经过脱载支架外或者支架梁，与保留在脱载支架内的造影导丝同时送至远端小血管(其中一根进入分支)，将导丝通过一个旋转器并反复旋转、缠绕，回撤缠绕的指引导丝将脱载支架直接撤入指引导管(旋转器靠近 Y 阀，边旋转导丝边撤出，注意保持指引导管与支架同轴)。此方法的难点是需要判断指引导丝缠绕有效，否则脱载支架有脱离缠绕指引导丝的风险。如回撤导丝时支架不能回撤，提示缠绕无效，应重新缠绕或采用其他方法。

(3) 应用抓捕器直接抓捕脱载支架，可以选用的工具有环状圈套器、三环抓取系统、篮网抓取器、胆石钳、活检钳、Cook 异物抓取器、自制抓捕器等。沿保留在脱载支架内的指引导丝送入抓捕器，通过抓捕器将脱载支架回撤入指引导管。

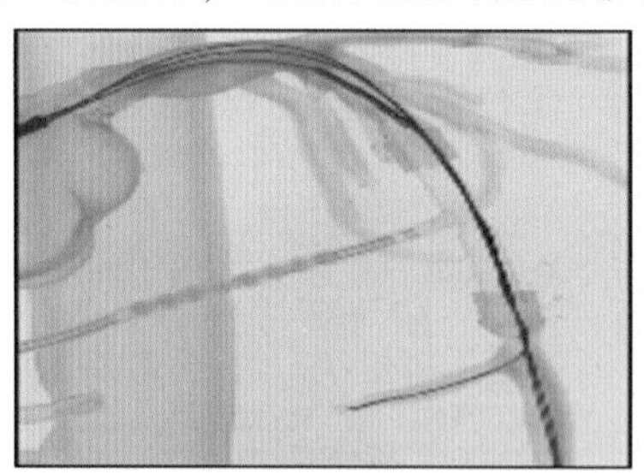

(a) 送入导丝，其中至少一根进入分支

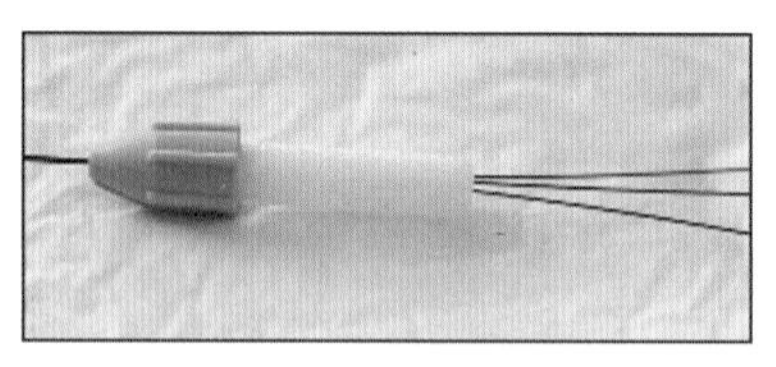

(b) 全部导丝通过同一旋转器旋转

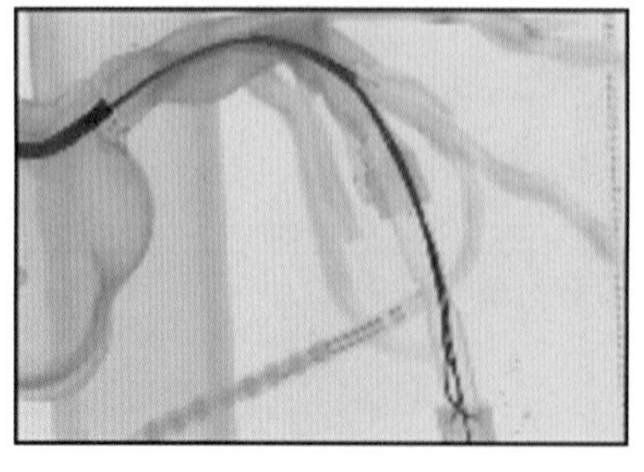

(d) 完成导丝缠绕

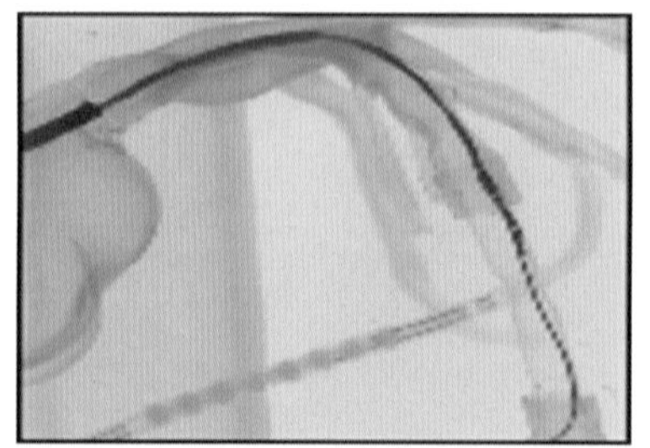

(d) 边旋转边撤出导丝和支架

**图 3-3　双导丝或多导丝缠绕技术示意图**

**自制抓捕器**

1)材料：指引导丝，2.5 mm×15 mm 球囊，5 F 或 6 F 指引导管或延长导管、压力泵。

2)步骤：如图 3-4。

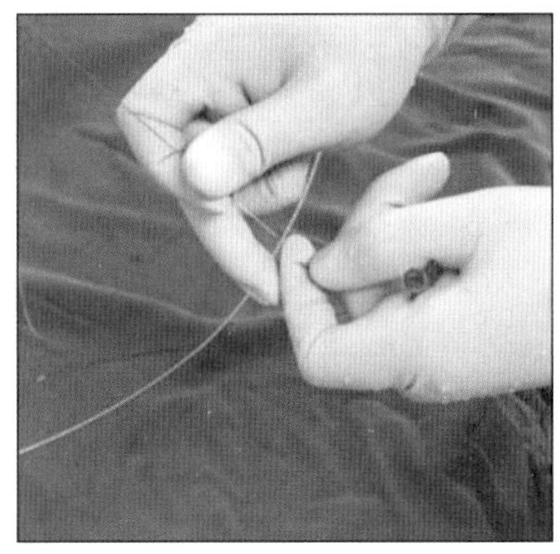

(a) 指引导丝穿过球囊中心腔

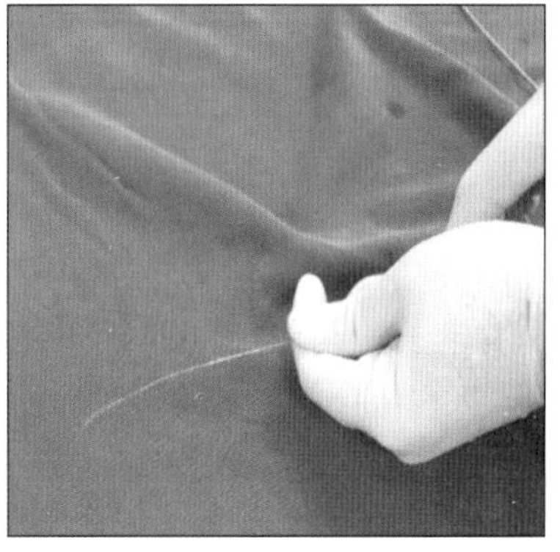

(b) 送入指引导管，指引导丝超出球囊3 cm

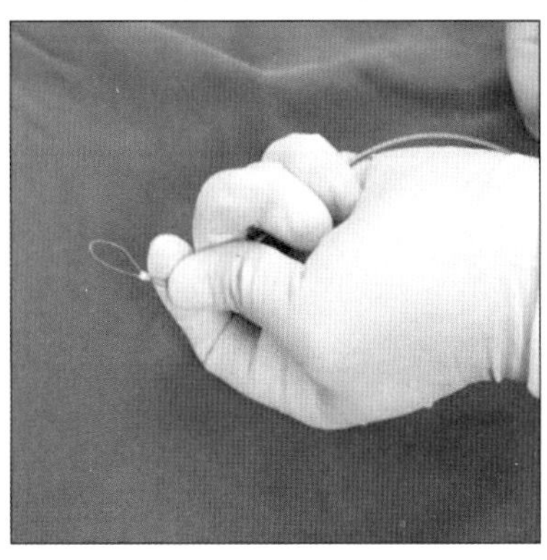

(c) 球囊刚好退入导管，导丝反折送入球囊下

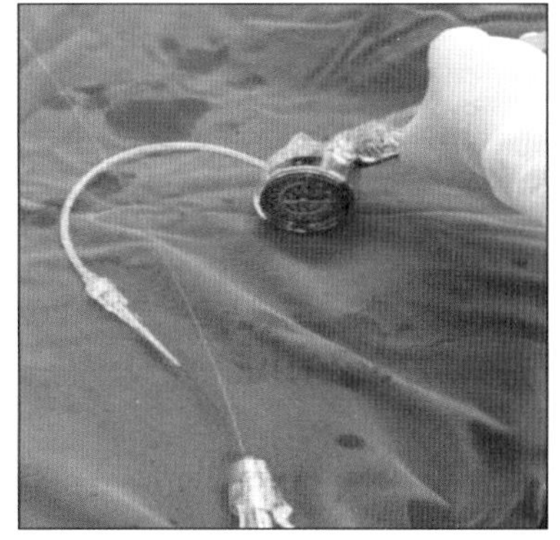

(d) 球囊加压至16 atm，自制抓捕器完成

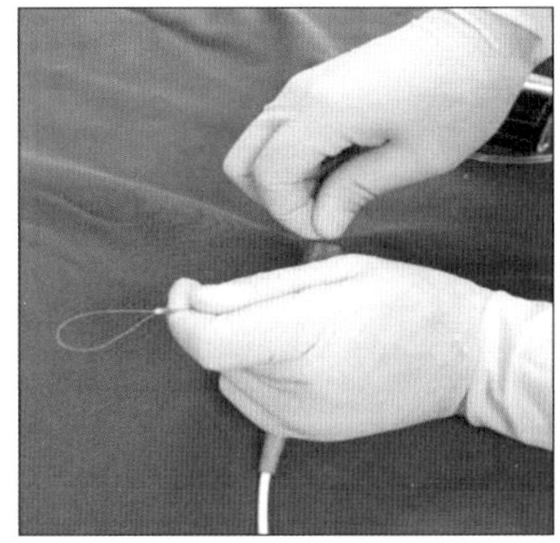

(e) 通过尾端前送或回拉控制环的大小

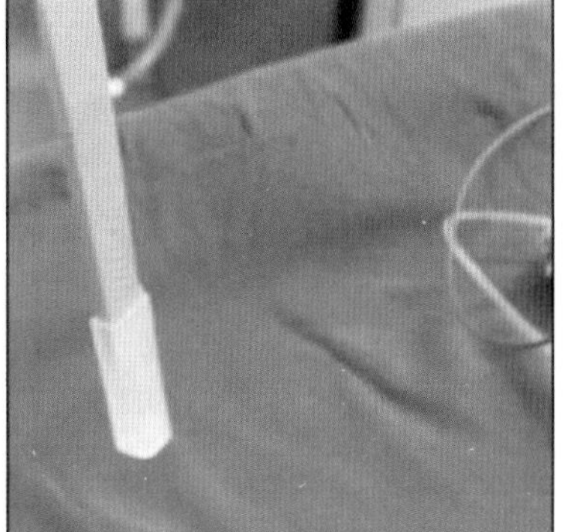

(f) 抓取物体

**图 3-4　自制抓捕器**

(4)如单个球囊低压扩张不能拖动脱载的支架，可尝试双球囊扩张支架并撤出。可沿

另外一根指引导丝（指引导丝在支架内）送另一个球囊，低压扩张，同时回撤两个球囊将脱载支架的小球囊同时回撤，将脱载支架撤入指引导管。如单个球囊低压扩张不能将脱载的支架完全撤入指引导管，可沿另一根指引导丝送入直径 2.0 mm 或 2.5 mm 的球囊在指引导管开口处扩张，将支架压在指引导管内，再将整个系统撤出。

（5）当脱载支架无法进入指引导管时，可以尝试连同指引导管、指引导丝、球囊、支架同时回撤离冠状动脉，将脱载支架撤至外周血管如肘部以下或者股动脉，再做处理。回撤过程要注意避免造成血管损伤。如脱载支架不能进入 6 F 指引导管和桡动脉鞘管，可以将脱载支架在桡动脉就地释放或者借助外科方法取出，也可以用抓捕器将脱载支架取出。

（6）延长导管回收技术：如指引导丝仍在脱载支架内、支架近端无变形及脱载位于冠状动脉近段或延长导管能抵达的部位，可送入延长导管或 5 F ST01 指引导管（尽可能使支架多进入导管内），送入 2.0 mm 球囊至延长导管头端锚定支架并一同撤出指引导管。

（7）三联体技术：适合指引导丝仍在脱载支架上、支架能接近而无法进入指引导管等情况。选择直径合适的球囊，使支架近段尽量贴近指引导管头端并保持同轴，然后在距指引导管头端和支架近段至少 5 mm 处扩张球囊，将指引导管、支架与球囊三者牢牢锚定形成“三联体”，然后选择合适的方法将支架撤出体外。

（8）外科手术取出：脱载于冠脉内的支架大多可通过上述方法处理，而对于脱载于冠脉口外的支架，处理相对复杂（图 3-5～图 3-7）。由于受强大的主动脉血流冲击，除罕见支架被血流推送至颈动脉，甚至肾动脉而形成栓子外，多数支架会被血流冲至下肢血管，在内科器械取出失败后，大多需外科手术取出。

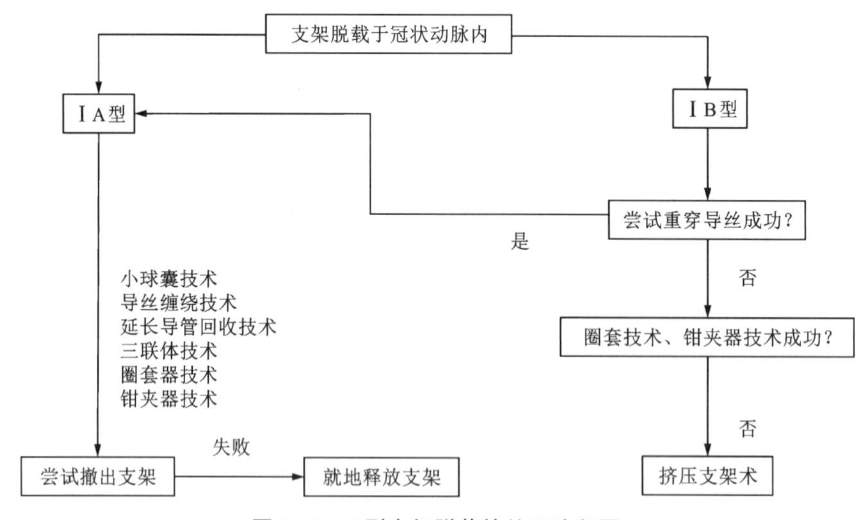


**图 3-5　I 型支架脱载的处理流程图**

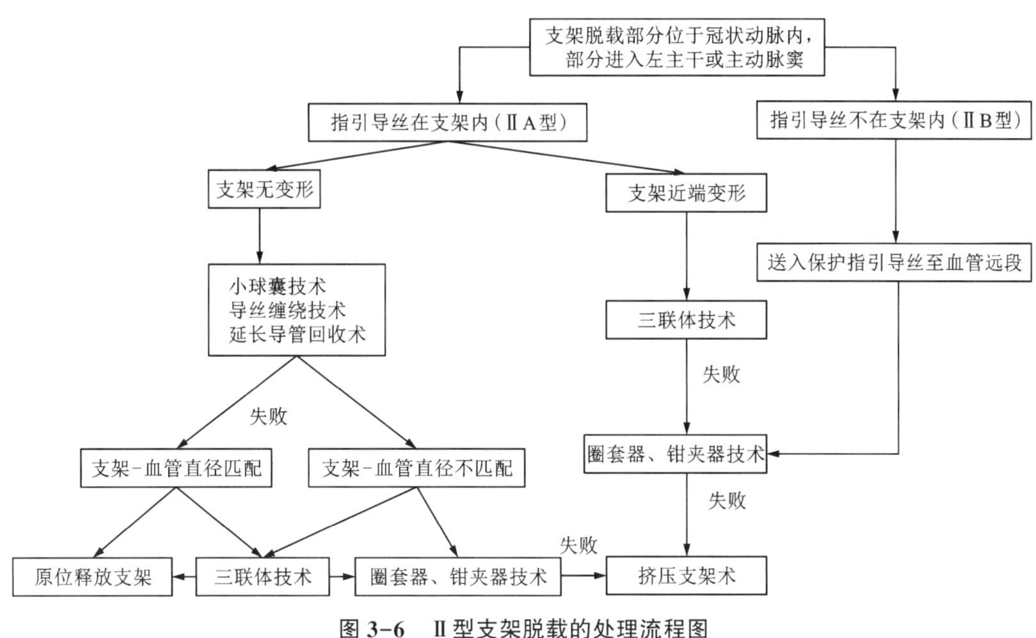


**图 3-6　Ⅱ型支架脱载的处理流程图**

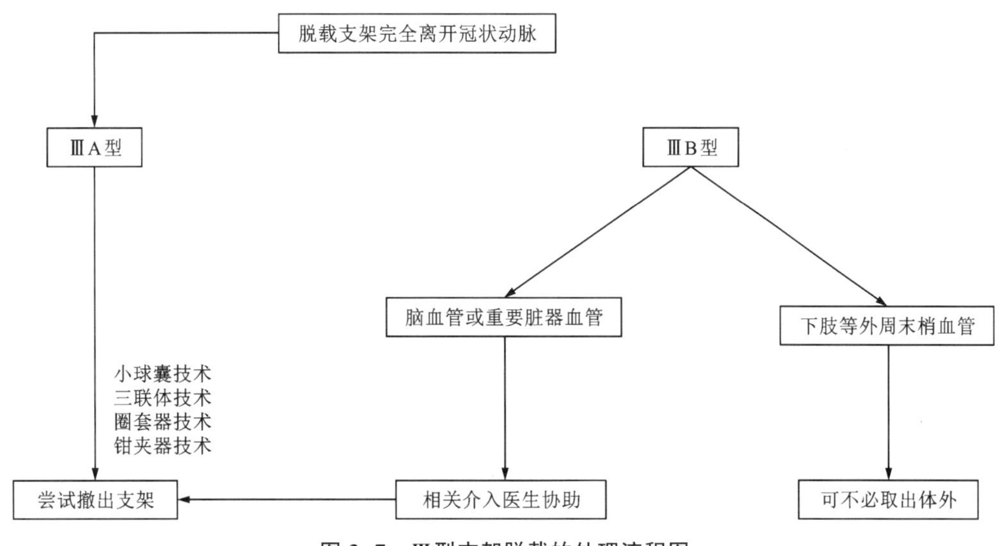


**图 3-7　Ⅲ型支架脱载的处理流程图**

2. 冠状动脉内释放

该方法前提是指引导丝仍保留在支架内，或者指引导丝能再次将指引导丝送入支架内。释放支架部位血管直径与支架直径不能相差过大，确保支架释放后贴壁良好。如果脱载处血管直径远大于支架直径，可尝试将脱载支架前推至理想位置释放。释放脱载支架前，要确认支架梁无明显变形、外翻，否则有造成冠脉穿孔的危险。可先用直径为

1.25 mm 的小球囊扩张支架，然后再用大球囊后扩张，直至支架贴壁良好。

3. 将脱载支架在冠状动脉内挤压

当指引导丝不慎脱出脱载的支架内，且不能再次成功将指引导丝送回支架内时，但仍有指引导丝及球囊可通过该病变(支架外，头端弯要塑大些，如头端能 knuckle 通过脱落的支架段或导丝能无任何阻力地通过该段血管，提示导丝在支架外面通过血管)，在充分扩张病变后植入另一个支架，将已脱载支架挤压在冠状动脉血管壁上，此法会增加冠状动脉再狭窄或血栓形成的概率。所以要用高压球囊新支架充分扩张、贴壁，将脱载支架充分挤压，尽可能避免冠状动脉内血栓和再狭窄形成。

如支架能往前送入，先将支架推送至远端(尽量避免推送至分叉部位或弯曲部位)，然后用合适的球囊挤压支架，再植入相应直径的支架并用高压球囊充分后扩张。

## 四、预防

(1)充分观察认识病变：包括及时使用 IVUS/OCT 等影像协助判断病变性质。

(2)选择支撑力好、同轴性较好的指引导管。

(3)钙化、迂曲等阻力大的病变必须充分预扩张，必要时对钙化病变先旋磨或经皮冠状动脉腔内冲击波球囊导管成形术预处理。

(4)对推送或回撤支架困难的病变，切忌盲目用力，应分析原因，对因处理。尽早通过特殊操作增加指引导管支撑力，如运用深插技术、JR 指引导管 AL 化、双指引导丝技术、球囊锚定技术、5F in 6F 指引导管、延长导管等来增强主动支撑力；必要时更换指引导管，如使用具有更强被动支撑力的指引导管 AL、7F 指引导管等。

(5)分支开口若有支架，输送支架时动作应轻柔。

(6)回撤或推送支架时保持指引导管与冠状动脉开口同轴。

(7)回撤或推送支架时，轻柔操作，一旦发现阻力大，应停下来考虑对策，避免暴力送入或回撤。

(8)发现支架变形或松动立即更换通过性能更好的支架。

## 典型病例

病例 1：患者，男性，71 岁，因上腹痛 1 小时入院。心电图提示急性下壁心肌梗死，Ⅲ度房室传导阻滞。冠脉造影提示右冠 100%闭塞、严重钙化，前降支支架内再狭窄 70%～80%，回旋支中段狭窄 60%～70%。诊断：冠心病，急性下壁心肌梗死，Ⅲ度房室传导阻滞。在送入支架过程中支架于右冠中段脱落，不能退出，故就地释放。支架释放后，有两根指引导丝在支架外“拘禁”，增强了指引导管的支撑力，顺利于中远段植入支架(图 3-8)。

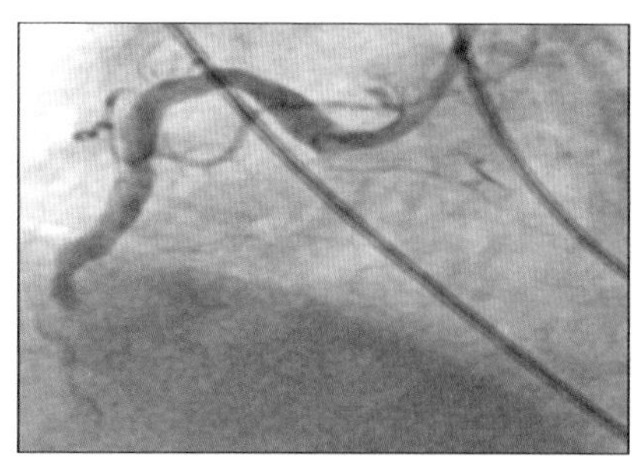

(a) 右冠AMI，严重钙化

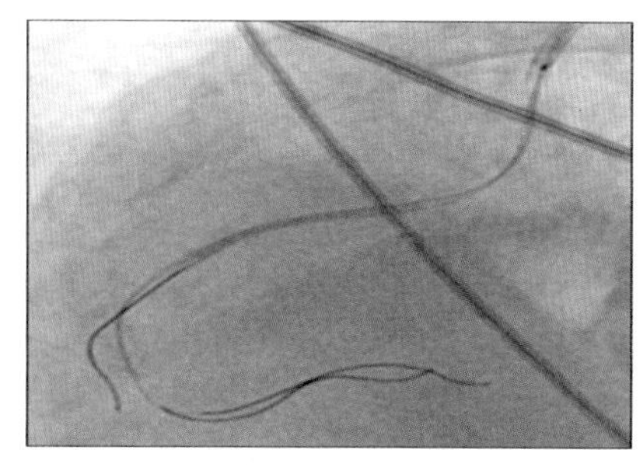

(b) 送入支架时支架脱落在中段，就地释放

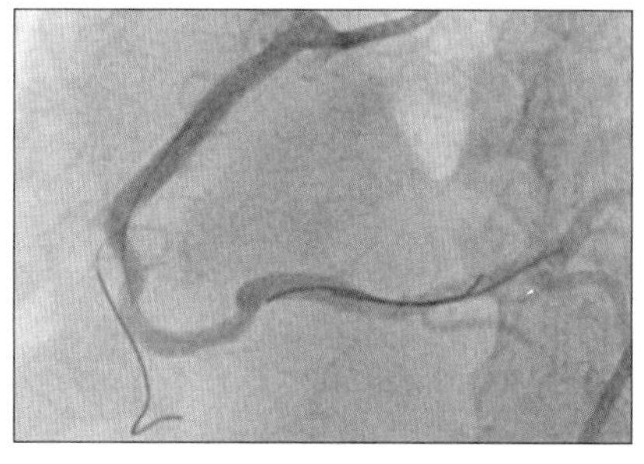

(c) 依次送入普通球囊及高压球囊扩张、释放

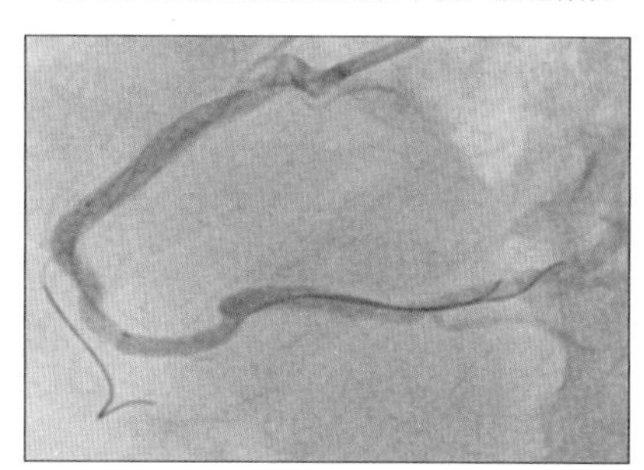

(d) 中远段转折处植入支架

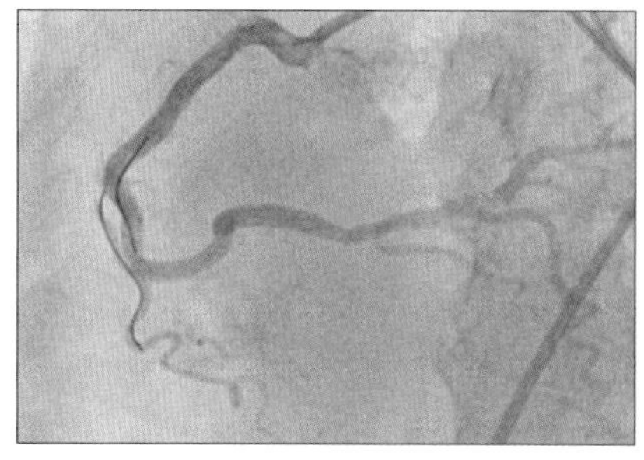

(e) 最终效果满意

**图 3-8　病例 1 支架脱载术中所见**

病例 2：患者，女性，61 岁，因胸痛半年，加重 1 月入院。冠脉造影显示：前降支弥漫性狭窄 80%～90%、严重钙化，回旋支狭窄 60%～70%，右冠狭窄 50%。诊断：冠心病，不稳定型心绞痛。PCI 时送入 2.5 mm×36 mm 支架至前降支困难，送入另一根指引导丝加强支撑，再次送入支架时，支架脱载。送入 2.0 mm×20 mm 球囊至支架中远段低压扩张后，支架及球囊退入指引导管困难，撤离整个系统时，支架脱落于肱动脉。从股动脉入路，完成支架植入术后，从桡动脉鞘送入圈套抓捕器，成功取出支架(图 3-9)。

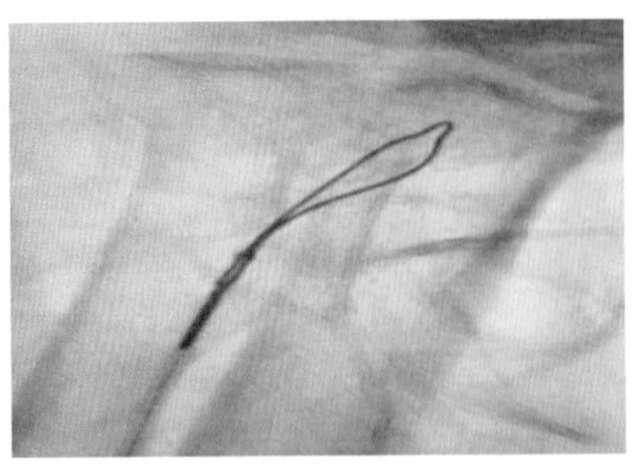

(a) 支架脱载后，退出整个系统时，脱落于桡动脉，支架导丝不慎脱出

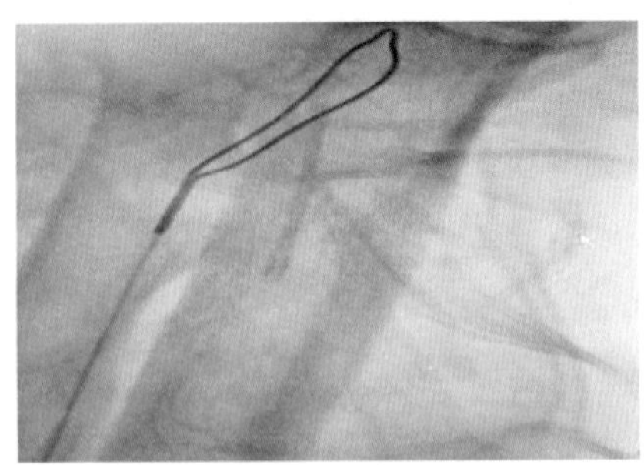

(b) 桡动脉较小，抓捕器难以成功

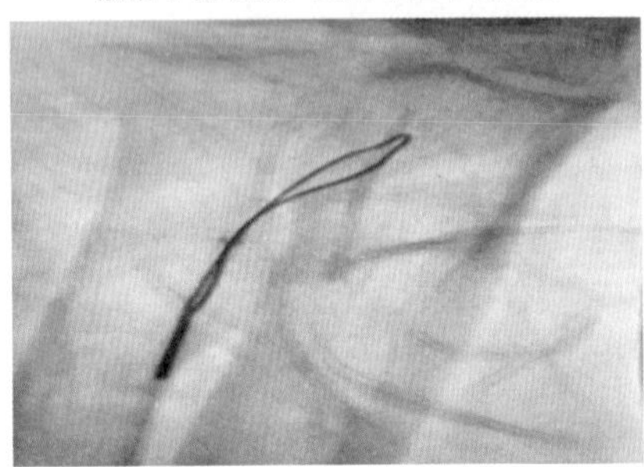

(c) 反复尝试后，支架进入圈套

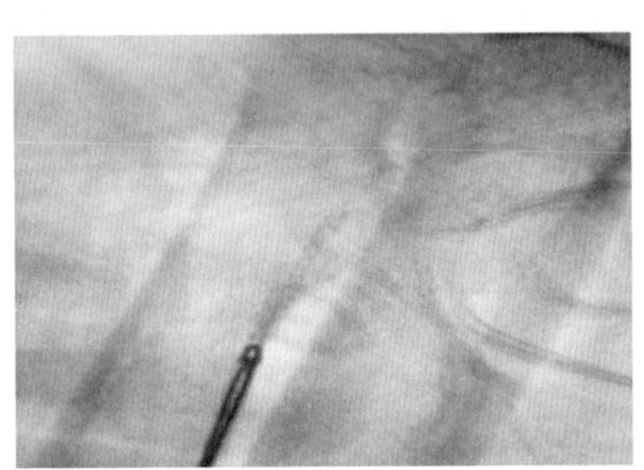

(d) 成功抓取出支架

**图 3-9 病例 2 支架脱载术中所见**

## 第二节 支架内血栓

尽管术前术后积极抗血栓治疗，但是支架内血栓(stent thrombosis)仍时有发生，其发生率为 1%左右。

### 一、分类

根据时间支架内血栓可分为 4 类。

1. 急性支架内血栓

24 小时以内进行冠状动脉造影显示支架部位血栓。

2. 亚急性支架内血栓

24 小时后至 30 天内进行冠状动脉造影显示支架部位血流 TIMI 0~1 级或一个月内的猝死。

3. 晚期血栓

30 天至 1 年内发生的支架内血栓。

4. 晚晚期血栓或迟发性晚期血栓

1 年以上发生的支架内血栓。

冠脉造影可见支架处闭塞(血流 TIMI 0~1 级)并有血栓的影像学特征，IVUS、OCT 可明确血栓形成。

## 二、原因

### 1. 支架因素

不同的支架设计类型：开环设计的支架可能导致血栓形成的概率增加；支架的长度和数目(支架长，支架多)等。

### 2. 患者因素

患者患有急性冠脉综合征、糖尿病，对支架过敏，未充分抗凝，未充分抗血小板以及患者本身凝血功能亢进及血小板活性增高，出血并发症停用抗凝及抗血小板药物，患者依从性差自行停用抗血小板药物等。

### 3. 病变因素

小血管(直径≤2.5 mm)、富含脂质斑块的病变、弥漫长病变、分叉病变、支架贴壁不良和支架内不完全内皮化等。

### 4. 操作因素

①球囊扩张时损伤血管内皮；②介入操作使动脉粥样斑块移位、撕脱、破裂或脱垂；③左心功能降低；④支架植入最后结果不理想(血流慢，术后持续冠状动脉夹层，残余显著狭窄，支架贴壁不良或膨胀不全，未完全覆盖病变，支架释放后支架内有血栓，术中支架断裂或毁损，分叉病变双支架植入术最终对吻不理想等)；⑤患者术后低血压状态等。

## 三、临床表现

与支架内血栓形成的缓急、血栓血管所支配心肌面积的大小及部位、患者的基础心脏状态等有关。患者可表现为心绞痛、胸闷等症状，严重者出现急性心肌梗死、心力衰竭、心律失常甚至死亡，可有心电图改变。

## 四、处理

(1)立即送入导管室行冠脉造影，如支架残余狭窄，导丝选用软指引导丝，将指引导丝头端塑成大 J 形或 C 形送入血管远端。

(2)术中多体位投照、IVUS 或 OCT 评价支架及病变情况十分必要。

(3)明确支架近端及远端血管夹层，应植入支架彻底封闭夹层。

(4)支架断裂或塌陷应再次植入支架。

(5)支架贴壁不良，应充分扩张支架至贴壁良好、残余狭窄<20%；支架膨胀不全或支架直径过小，充分扩张支架。

(6)如有较大血栓，可用血栓抽吸导管抽吸血栓。

(7)应用血小板糖蛋白Ⅱb/Ⅲa 受体拮抗药。

(8)再次进入导管室条件不具备且无溶栓禁忌证者可予溶栓药物。静脉溶栓可用尿激酶 100 万~150 万 U 或阿替普酶 50~100 mg，也可使用替奈普酶、瑞替普酶或尿激酶原等溶栓。

(9)评估患者抗血小板药物治疗的依从性。

(10)无明确机械性因素的急性支架内血栓形成，需要评估抗血小板活性。

## 五、预防

(1)患者全身情况准备：控制血糖、纠正心功能不全等。

(2)患者围手术期应充分抗凝、抗血小板治疗，如使用阿司匹林、氯吡格雷、肝素、低分子肝素等药物，高危患者使用血小板糖蛋白Ⅱb/Ⅲa受体拮抗药。

(3)植入支架后结果满意：支架的直径、长度合适，支架膨胀及贴壁良好，无明显残余狭窄等；精确的支架定位；分叉病变双支架植入术后完成高质量最终对吻；在避免血管撕裂的情况下，尽可能减少残余狭窄；病变覆盖要完全；避免和处理好夹层。

(4)加强医患沟通，提高患者的依从性。

## 典型病例

患者，男性，67岁，因反复胸闷、胸痛2月，加重并气促18小时入院。心电图提示急性前间隔心肌梗死。冠脉造影显示：前降支近段狭窄90%，近中段100%闭塞，回旋支无明显狭窄，右冠弥漫性狭窄70%~85%。诊断：①冠心病 急性前间隔心肌梗死；②高血压病。前降支PCI 7天后再次胸痛，冠脉造影提示支架内血栓形成。用血栓抽吸导管抽吸后，IVUS提示支架贴壁不良，再次高压后扩张，IVUS提示贴壁良好(图3-10)。

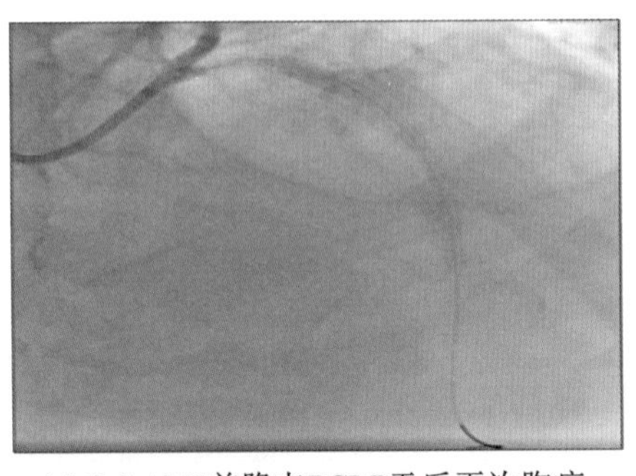

(a)患者AMI前降支PCI 7天后再次胸痛，造影提示前降支支架内血栓形成

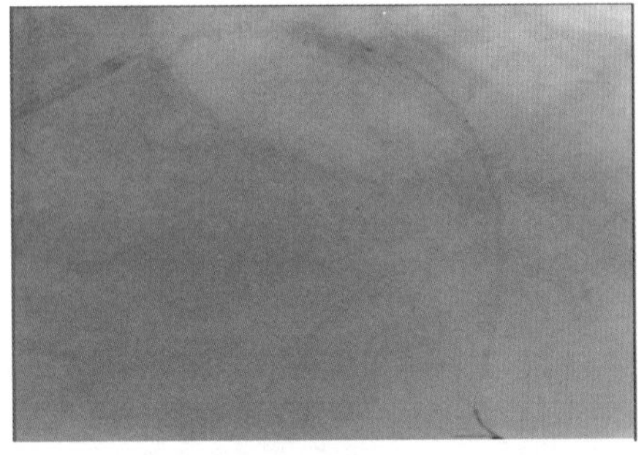

(b)用血栓抽吸导管抽吸后，IVUS提示支架贴壁不良

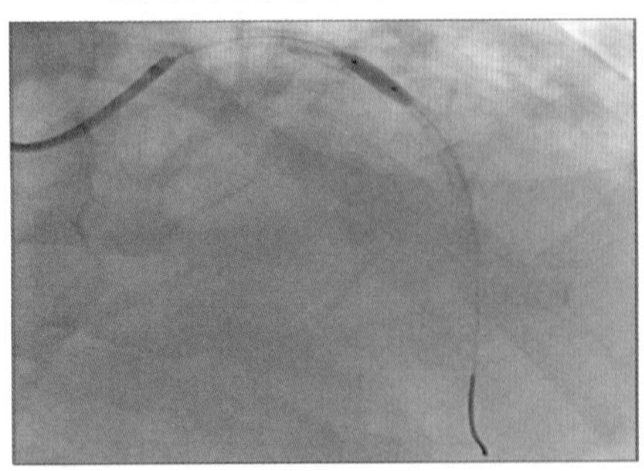

(c)高压球囊反复扩张

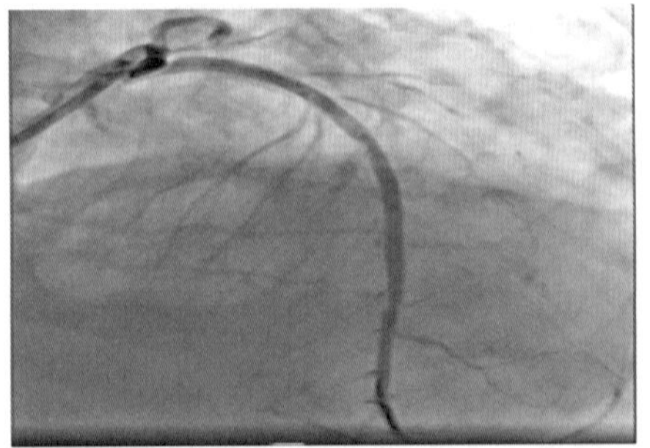

(d)支架贴壁良好，无再次血栓事件发生

图3-10 支架内血栓术中所见

## 第三节　支架贴壁不良

支架贴壁不良(stent malapposition)指在支架植入术后，支架梁与动脉管壁内膜未能完全贴合，且在支架梁后存在血流(不包括覆盖于边支的支架)。明显的支架贴壁不良在造影时可见支架影外对比剂充填的龛影，用IVUS或OCT可以确诊。

支架贴壁不良可分为获得性支架贴壁不良和持续性支架贴壁不良。前者为支架植入术后即刻检查支架完全贴壁，而随访时发生支架贴壁不良。后者是在术后即刻检查和随访中持续存在的支架贴壁不良。支架贴壁不良还可分为急性支架贴壁不良和晚期支架贴壁不良。急性支架贴壁不良可逐渐消失，也可持续存在，与血管之间的间隙可以增加，也可以减少，也可保持不变。晚期支架贴壁不良既可以是晚期获得性的，也可以是急性支架贴壁不良持续存在的结果。

### 一、原因

1. 临床因素

临床因素包括急性心肌梗死、不稳定型心绞痛、慢性闭塞、复杂病变、分叉病变、钙化病变、冠状动脉正性重构、糖尿病等。

2. 操作因素

操作因素包括支架长，多个支架重叠，支架大小(支架过小或病变近段和病变远段直径相差大而选择的支架直径参考病变远段，支架近中段未用相应直径的高压球囊充分扩张)，植入支架前未用硝酸甘油充分扩张血管，分叉病变采用双支架策略后没有完成最后高质量对吻，支架释放压力不够高，支架释放维持压力时间不够长，支架释放后“造影结果满意”而未常规进行后扩张等。

### 二、预防和处理

(1)选择支架前应用100~200 μg硝酸甘油扩张血管，正确判断血管直径，选用合适的支架。

(2)释放支架后，尽量用高压球囊后扩张，尤其在近段血管。

(3)保证支架释放时有足够的压力和足够的压力维持时间。

(4)充分地预扩张病变，应用旋磨或经皮冠状动脉腔内冲击波球囊导管成形术预处理钙化病变，球囊不能充分预扩张的病变不能植入支架。支架释放后不能以“造影结果满意”来判断支架膨胀满意，需选择与参考血管直径相匹配的高压球囊进行常规高压后扩张。支架两端参考血管直径相差大时，支架内近端应选用合适的高压球囊进行后扩张；分叉病变采用双支架技术时，rewire导丝从支架网眼远端穿过，并实现最终高质量对吻。

(5)支架植入术前使用IVUS或OCT检查，评估血管直径后选择合适的支架；术后IVUS或OCT检查明确有无贴壁不良，如有贴壁不良，使用更大的压力或更大的球囊进行后扩张(球囊直径不要超过血管直径)。

(6)支架释放的同时推注造影剂(SIC)评价支架术后即刻贴壁不良：支架扩张的同时推注造影剂。判断支架贴壁良好的标准：冠状动脉残余狭窄<20%；造影剂未能越过支架球囊近端标记以及未见侧支及远端造影剂通过。这个方法的不足之处：当远端出现贴壁不良，而近端贴壁良好时不能评价远端贴壁不良。

(7)晚期支架贴壁不良的预防和处理。

1)干预血管正性重构，主要是提高支架的生物相容性。

2)优化支架植入。在IVUS指导下予球囊后扩张；已经发现的晚期支架贴壁不良，如给予高压球囊扩张或植入更大支架，可能因再次血管损伤而激活新的正性重构和出现晚期获得性支架贴壁不良，甚至导致支架断裂，产生新问题。

3)双联抗血小板治疗，晚期获得性支架贴壁不良患者，确诊后应给予双联抗血小板治疗。

## 典型病例

患者，女性，85岁，因反复胸痛7年，再发加重5小时入院。冠脉造影提示左主干狭窄40%~50%，前降支管状狭窄95%、严重钙化，回旋支弥漫性狭窄95%、严重钙化，右冠支架内无狭窄。诊断：①冠心病 急性非ST段抬高心肌梗死；②高血压病。前降支及回旋支行T支架术式植入支架，回旋支及前降支均严重钙化，支架贴壁不良，以直径小于支架直径0.25 mm的高压球囊反复后扩张后支架贴壁良好，但前降支支架以远有螺旋形夹层，串联植入1枚支架后，夹层封闭(图3-11)。

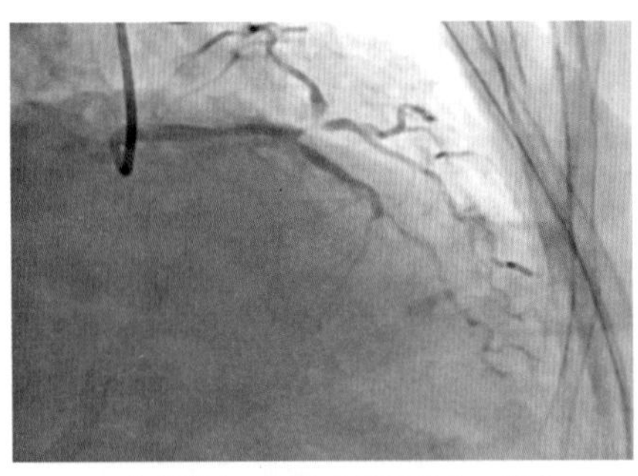

(a)前降支、回旋支严重狭窄、钙化

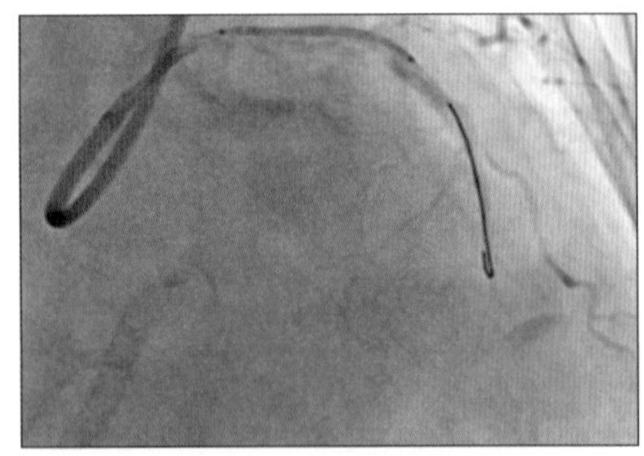

(b)支架艰难到位

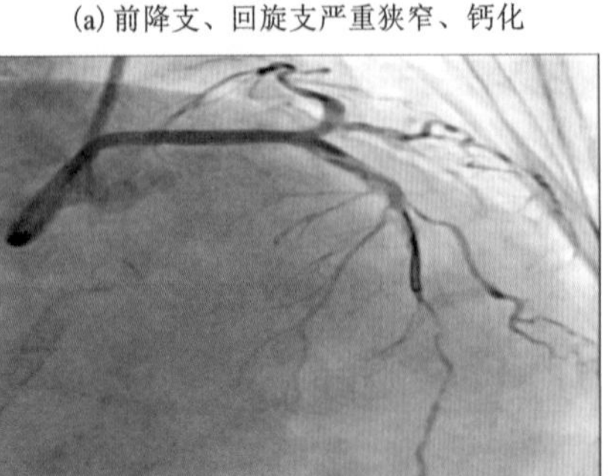

(d)支架贴壁不良，反复扩张后远端夹层

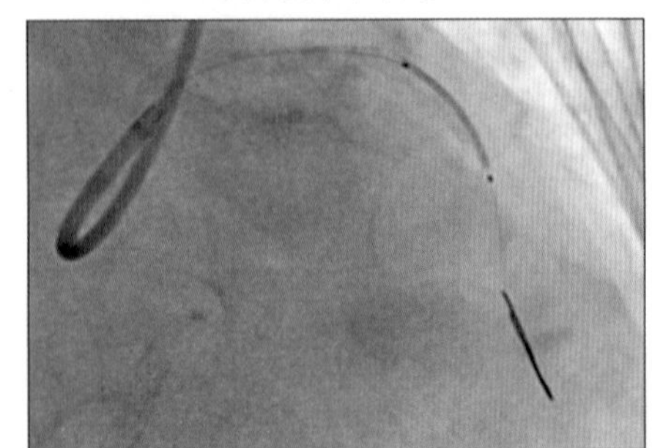

(d)支架以远串联植入1枚支架

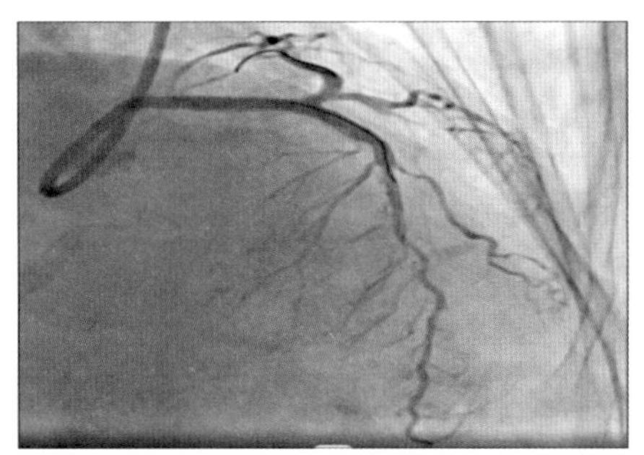

(e) 最终结果

**图 3-11　支架贴壁不良术中所见**

## 第四节　支架膨胀不全

相对于邻近参考血管节段，植入支架的血管段可能膨胀不充分，临床通用的 MUSIC 标准把支架植入后横截面积为平均参考血管节段横截面积的 80%以上定义为支架充分膨胀。支架膨胀不全（underexpanded stents）是指支架植入后其最小管腔直径与参照血管腔直径比值<0.9 或支架最小管腔横截面积与平均参考血管腔横截面积比值<0.8。

### 一、原因

1. 器械因素

支架径向支撑力不足（如开环设计的支架）。

2. 病变因素

钙化、迂曲、成角病变，斑块负荷过重，双支架植入技术处理分叉病变，弥漫支架内再狭窄、开口病变、富含弹力纤维的血管部位的病变（如左主干、右冠开口及近端部位）等，尤其是钙化病变。

3. 操作因素

①对病变预扩张不充分，尤其是钙化病变和富含弹力纤维的血管部位；②病变血管近端与远端直径差别大，参考远端血管直径选择支架，释放支架后近中端没有选择相应直径的高压球囊后扩张，支架近中段膨胀不全；③支架释放压力低或释放时压力维持时间短，释放后又没有后扩张；④选择支架前未注射硝酸甘油充分扩张冠状动脉，选择的支架直径过小，且释放后没有后扩张；⑤串联植入支架后，支架重叠处未充分后扩张；⑥分叉病变采用双支架策略后没有完成最后对吻或对吻结果不理想；⑦支架释放后“造影结果满意”而未进行常规后扩张。

### 二、处理

(1) 支架植入术前使用 IVUS 或 OCT 检查，评估血管直径选择合适的支架；术后 IVUS

或 OCT 检查明确有无支架膨胀不全，如有膨胀不全，使用更大的压力或更大的球囊进行后扩张（球囊直径不要超过血管直径）。

（2）经皮冠状动脉腔内冲击波球囊导管成形术，尤其适于钙化病变处的支架膨胀不全。

（3）钙化小结可应用准分子激光消蚀；对于环形钙化病变，根据血管内径选择直径小于 0.25 mm 或者 0.5 mm 的短高压球囊，高压力反复扩张，同时观察钙化小结在心肌侧还是心包一侧，避免冠脉破裂、穿孔。

（4）冠脉旋磨将支架梁及钙化病变销蚀，充分预处理后再次植入支架。旋磨支架时，需要足够的耐心，适度的推力，既要磨透支架梁和钙化病变，又要避免旋磨头嵌顿。

（5）CABG。

### 三、预防

（1）充分的预扩张，应用旋磨技术或经皮冠状动脉腔内冲击波球囊导管成形术预处理钙化病变十分重要；富含弹力纤维的血管部位的病变，可以选用高压球囊或切割球囊进行预扩张。球囊不能充分预扩张的病变不能植入支架。

（2）选用支撑力良好的支架，尤其是对于富含弹力纤维的血管部位。

（3）支架释放后不能以“造影结果满意”来判断支架膨胀满意，需选择与参考血管直径相匹配的高压球囊进行常规高压后扩张。支架重叠处、支架两端参考血管直径相差大时的支架内近端均应选用合适的高压球囊进行后扩张；分叉病变采用双支架技术时，rewire 导丝应从支架网眼远端穿过，并努力实现最终高质量对吻。

（4）保证支架释放时有足够的压力和足够的压力维持时间。

（5）支架植入术前使用 IVUS 或 OCT 评估病变情况，指导预处理的策略；支架植入术后使用 IVUS 或 OCT 评估支架膨胀情况，以指导后扩张策略，对预防和处理支架膨胀不全有重要作用。

## 第五节　支架断裂

支架断裂（stent fracture）的发生率并不高，可能是因为支架植入术后再次冠脉造影或 X 线透视不是常规检查，多数患者是在出现临床症状后，再次进行冠脉造影时发现支架断裂。药物支架断裂发生率约为 1.5%。

### 一、分型

支架断裂的类型：①完全断裂型，X 线透视见支架断裂的两个节段完全分离和（或）IVUS 检查发现断裂部位支架支柱缺失；②部分断裂型，IVUS 检查发现超过 1/3 血管壁存在支架支柱的缺失；③塌陷型，X 线透视时在>45°弯曲节段可见支架内、外壁的折叠和压缩。

## 二、原因

1. 病变因素

包括血管迂曲、弥漫长病变、成角病变、钙化、复杂病变、慢性闭塞、长支架、多个支架重叠、血管成角迂曲、血管与支架的铰链运动、血管运动幅度大及后扩张压力过高等。一般来说在桥血管和右冠转折处发生断裂的概率较高，因其运动幅度大，收缩期侧向运动明显，支架承受压力大而易断裂。

2. 器械因素

支架断裂的机制与支架的材料和设计、冠状动脉情况等有关。支架断裂的发生可能与金属疲劳、心肌收缩造成的铰链作用、支架本身的结构特点等有关。支架重叠处因硬度和刚性增加成为随血管运动的支点也易发生断裂。

3. 操作因素

过度扩张使支架局部过度牵张、损伤支架梁结构，尤其是应用大球囊高压后扩张时易引起支架断裂。

## 三、临床表现

支架断裂导致的不良临床事件主要是支架内再狭窄、支架内血栓形成、冠状动脉穿孔和冠状动脉瘤样扩张，严重者可出现急性心肌梗死、心包积液甚至心包压塞。支架断裂后游离支架梁暴露在血管腔内可能促发血小板活化，增加晚期支架内血栓形成的概率，需要长期给予双联抗血小板治疗。部分支架断裂一般不引起严重的临床事件。

## 四、诊断

1. 冠脉造影

冠脉造影是主要的诊断方法之一，对于较瘦的个体或放射可视性好的支架，中等或严重程度的断裂可在透视或数字显影下发现，但通常无法识别轻度病变。

2. 多层螺旋 CT

多层螺旋 CT 可以多角度检查，对支架断裂的判断具有较高的准确性，能够发现冠脉造影未能清晰显示的支架断裂。

3. 支架精细显影

stent boost 支架精细显影可以提高冠脉支架在血管中的显示精度。stent boost 是一种简易、快捷和经济的应用程序，兼容于 X 射线设备，能够精确细致地显示支架的位置、形态、膨胀、展开、贴壁及支架间重叠状况，有助于发现冠脉造影没有能识别出的支架断裂。

4. IVUS

IVUS 是诊断支架断裂的金标准，尤其当支架内发生再狭窄时。

5. OCT

OCT 的分辨率极高，检出率高，与造影影像比较，有助于发现隐蔽的支架断裂。

## 五、处理

支架断裂所导致的临床后果决定其治疗方式，需认真分析是支架本身、病变特征，还是支架植入技术原因导致的支架断裂。对于发生支架断裂的患者需要长期给予双联抗血小板治疗。支架断裂的治疗措施包括随访观察、单纯球囊扩张、再次植入支架、CABG 等。但无支架内再狭窄发生、无症状性支架断裂是否要进行血运重建治疗，目前尚未达成共识；有支架内再狭窄症状的支架断裂，再次血运重建时是否给予再次支架治疗，应慎重考虑。

1. 随访观察

无症状的支架断裂且冠脉造影提示支架内再狭窄<70%的患者，应长期给予双联抗血小板治疗并密切随访。

2. 单纯球囊扩张

应用球囊扩张支架断裂处再狭窄的远期效果尚不肯定。如果 IVUS 发现支架断裂处存在支架贴壁不良，进行高压球囊加压扩张可使支架充分贴壁。对于支架断裂引起的急性支架内血栓形成，运用单纯球囊扩张可使闭塞血管恢复前向血流。但单纯球囊扩张的远期效果尚不肯定，扩张后支架断裂处的病变如何发展尚不清楚。

3. 再次植入支架

对支架断裂引起的再狭窄再次植入支架仍有争议，虽然再次植入支架可立即缓解缺血症状，但植入的另一支架同样也会面临金属疲劳的情况，且与原支架重叠可能促使支架再次断裂，对临床无症状者可长期密切随访观察。在支架断裂原因不清楚的情况下，再次介入治疗应慎重。

4. 覆膜支架治疗

行 CABG 者，静脉桥的扭动是支架断裂的主要危险因素，应尽量避免静脉桥血管过长。当静脉桥内支架断裂时，可植入覆膜支架，用于提供双层支架的硬度和强度，可抵抗反复的机械应力。有药物支架术后局部冠状动脉瘤形成，覆膜支架治疗成功的报道。

5. CABG

支架断裂后冠状动脉再狭窄、冠状动脉瘤样扩张、血栓形成是否需要外科手术治疗，还需进一步积累经验。对发生严重不良事件如血管急性闭塞的支架断裂，指引导丝无法通过时须行紧急 CABG。支架断裂再次植入支架，支架又再次断裂时，应考虑 CABG。

## 六、预防

(1)成角病变：选择短、柔顺性好的支架。

(2)分叉病变：尽量选择单支架治疗或单支架联合药物球囊治疗。

(3)钙化病变：予高压球囊、旋磨或经皮冠状动脉腔内冲击波球囊导管成形术等充分预处理后植入柔顺性好的支架。

(4)多支架重叠处尽量避免成角、迂曲、钙化的病变部位。

(5)选择合适的支架，避免在小支架内用大球囊后扩张。

# 第六节 支架内再狭窄

支架内再狭窄(in-stent restenosis)指的是植入支架后冠状动脉造影显示血管内径再次狭窄超过50%，伴或不伴临床症状、不良心血管事件(指死亡、心肌梗死、再次血运重建等)。冠状动脉支架内再狭窄大多数发生在介入治疗术后6个月内。

## 一、分型

支架内再狭窄分为五型(表3-1)。Ⅰ型为局灶型，病变长度≤10 mm。Ⅱ型为弥漫支架内型，病变长度>10 mm，但在支架内，未超出支架边缘。Ⅲ型为弥漫增生型，病变长度>10 mm，并超出支架边缘。Ⅳ型为完全闭塞型，TIMI血流为0级。特殊型(急进型)：冠状动脉节段狭窄长度和程度超过植入支架前，临床症状严重且发展迅速，易发生心肌梗死。Ⅰ型又可以分为ⅠA(支架连接处或支架间隙的再狭窄)、ⅠB(支架边缘再狭窄)、ⅠC(局限于支架体部再狭窄)和ⅠD(多灶性再狭窄)型。

支架内再狭窄与节段内再狭窄：再狭窄发生在支架节段内称为支架内再狭窄；支架近端和远端边缘外5 mm称为近端边缘和远端边缘，将两个边缘和支架节段内的再狭窄合称为节段内再狭窄。

**表3-1 支架内再狭窄分型**

| 分型 | 定义 | 图示 |
|---|---|---|
| Ⅰ型(局灶型) | 支架内或支架边缘<br>再狭窄长度≤10 mm | |
| ⅠA | 支架连接处或支架<br>间隙再狭窄 | |
| ⅠB | 支架边缘再狭窄 | |
| ⅠC | 局限于支架体部再狭窄 | |
| ⅠD | 多灶性再狭窄 | |
| Ⅱ型(弥漫型) | 再狭窄长度>10 mm(支架内，<br>未超出支架边缘) | |

续表3-1

| 分型 | 定义 | 图示 |
| --- | --- | --- |
| Ⅲ型（增殖型） | 支架内及支架边缘均发生再狭窄且狭窄长度> 10 mm | |
| Ⅳ型（完全闭塞型） | 支架内完全闭塞，TIMI 血流分级 0 级 | |

注：TIMI 为心肌梗死溶栓治疗试验。

## 二、发病机制

主要有：①血管弹性回缩；②血栓形成；③平滑肌过度增生；④炎症反应。

## 三、原因

1. 临床因素

女性、年龄、吸烟、糖尿病、血透下的慢性肾功能衰竭、心肌梗死史、多血管病变、抗血小板药物抵抗、药物依从性差、高脂饮食等。

2. 病变因素

慢性闭塞、前降支病变、小血管、弥漫性病变、心肌桥、严重钙化、迂曲、开口、分叉处病变、冠脉 C 型病变。支架内再狭窄不同部位发生率大小依次为：大隐静脉桥>前降支>回旋支>右冠状动脉。再狭窄病变介入治疗后再次狭窄率为 25%～50%。

3. 操作因素

支架膨胀不良，支架断裂，支架贴壁不良，多个支架，支架间隙（植入的支架未能适当重叠，支架不能完全覆盖病变），病变覆盖不全，支架大小及支架长度的选择不合适，CABG 术后在移植桥血管内植入支架，植入支架时无 IVUS 或 OCT 指导等。

4. 器械因素

支架金属梁、药物涂层、聚合物的材质，支架的制作工艺等。

## 四、临床表现

部分支架内再狭窄患者没有临床症状，但大多数会出现渐进性的心肌缺血的症状，表现为稳定型心绞痛、不稳定型心绞痛，甚至心肌梗死。心肌梗死可能是在严重的支架内再狭窄病变基础上，促发非闭塞性血栓形成，导致非 ST 段抬高引起心肌梗死。

## 五、处理

1. 单纯球囊扩张术

单纯球囊扩张术主要用于局限性再狭窄患者，尤其适用于支架过小、膨胀不全或贴壁不良导致的支架内再狭窄患者。球囊扩张术时要在 IVUS 引导下选择与血管直径相匹配的高压球囊进行高压扩张，使支架充分贴壁。其缺点是球囊扩张后即可出现组织弹性回缩，导致早期管腔丢失，再次狭窄发生率高达 50%。而且可出现扩张时狭窄部位的球囊滑脱、支架边缘相关的损伤和相关并发症。

2. 切割球囊成形术

目前还缺乏切割球囊成形术治疗支架内再狭窄有效的可靠依据。切割球囊成形术的优点在于不容易在球囊扩张过程中出现球囊滑动，即所谓的“西瓜子效应”，对支架内增生组织进行切割可获得更好的即刻影像学效果。切割球囊不能耐高压，不能解决支架膨胀不全及支架贴壁不良的问题。当 IVUS 或 OCT 排除支架扩张不充分及支架贴壁不良时，局限的支架内再狭窄可以考虑使用切割球囊成形术。切割球囊疗效明显优于单纯普通球囊扩张术，但单纯应用切割球囊并不能减少 MACE 的发生。联合使用药物球囊能取得更好的疗效。

3. 高压球囊扩张术

支架内再狭窄后用 IVUS 或 OCT 提示支架膨胀不全或贴壁不良，可用相应直径的高压球囊后扩张达到满意的支架扩张效果。

4. 药物球囊（DCB）

雷帕霉素和紫杉醇药物涂层药物球囊均可明显降低支架内再狭窄发生的概率。

5. 再次植入支架

如有以下情况可考虑再次支架植入术：边缘再狭窄或增生性再狭窄；完全闭塞性再狭窄；球囊扩张术后再次狭窄；支架内再狭窄产生的原因是支架太短，没有完全覆盖病变。

当需要再次植入支架时，是用同一种药物涂层支架还是改用另外一种，目前尚没有定论，如为边缘再狭窄或增生性再狭窄，倾向用同一种药物涂层支架，对于完全闭塞性再狭窄，提示原来的药物可能无效，可考虑用另外一种药物涂层支架。

6. 生物可吸收支架（BVS）

与药物球囊和药物支架相比，生物可吸收支架在避免永久植入一个金属层的同时为病变提供支撑，理论上可能更适合支架内再狭窄的治疗。

7. 血管内放射治疗

血管内放射治疗是治疗支架内再狭窄的一种理论上可行的方法，但目前还缺乏临床试验的依据，仍然存在以下问题：是否只是延迟再狭窄而不是消除再狭窄？边缘效应；迟发血栓形成；放射保护和放射污染；设备昂贵。

对于完全闭塞性再狭窄或反复出现的再狭窄，在有设备和有经验的医生的前提下，血管内放射治疗是一种可选择的方法，但要注意边缘效应、迟发血栓形成及避免再次植入新支架等问题。

8. 冠状动脉内斑块消蚀技术

旋磨及激光冠脉成形术，可以有效地去除支架内过度增殖的斑块，用于治疗支架术后再狭窄，并可获得较为满意的即刻效果，但远期疗效仍然较差。

9. CABG

对于多支血管疾病的支架内再狭窄及复发性支架内再狭窄患者，CABG 可比重复 PCI 能更有效地减少临床事件的发生；左主干及前降支开口处的支架内再狭窄患者也可考虑 CABG。

## 典型病例

病例1：患者，女性，62岁，因间断胸闷、胸痛10余年，再发2月入院。3年前因胸闷、胸痛于右冠、前降支、回旋支行PCI术。冠脉造影显示：前降支支架内无狭窄，回旋支支架以远狭窄95%，右冠支架内狭窄60%~70%，支架以远狭窄90%。诊断结果：①冠心病 不稳定型心绞痛 PCI术后；②高血压病；③2型糖尿病；④高同型半胱氨酸血症。于右冠狭窄处以普通球囊及高压球囊反复扩张后植入支架(图3-12)。

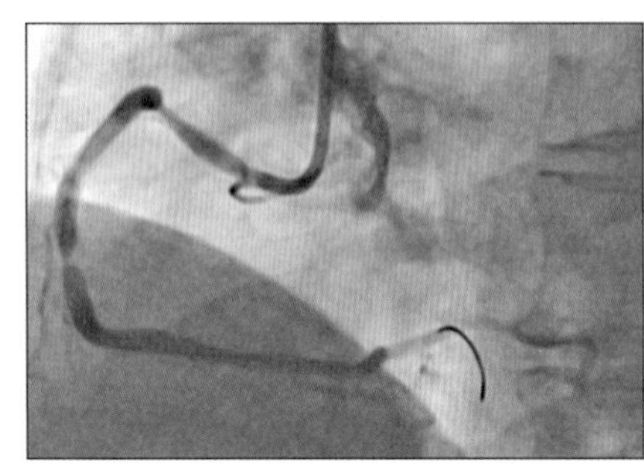

(a) 右冠支架内再狭窄

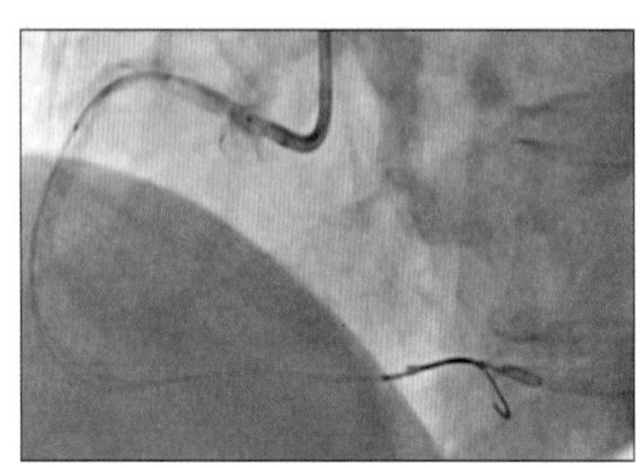

(b) 高压球囊反复扩张后再次植入支架

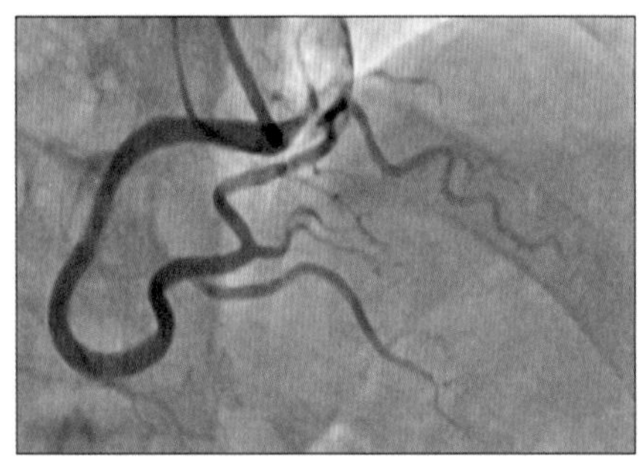

(c) 最终结果

**图3-12 病例1支架内再狭窄术中所见**

病例2：患者，女性，81岁，因反复胸闷、胸痛4年，再发2月入院。3年前曾行右冠PCI术。冠脉造影显示：前降支、回旋支无明显狭窄，右冠支架内再狭窄。IVUS提示：右冠支架内再狭窄75%。诊断为：冠心病，PCI术后，稳定型心绞痛。于右冠以普通球囊及高压球囊反复扩张后，送入药物球囊扩张(图3-13)。

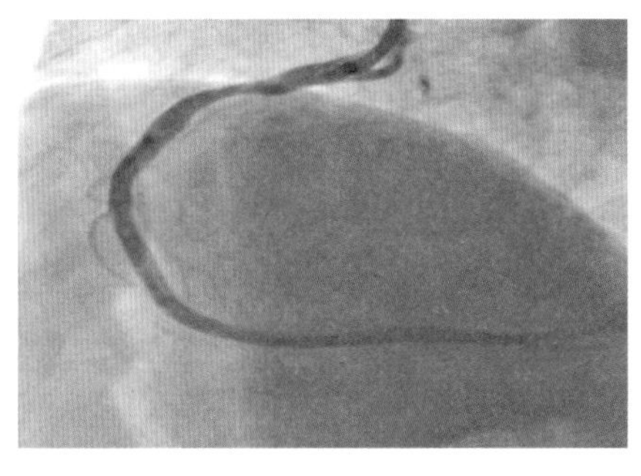

(a) 支架内再狭窄

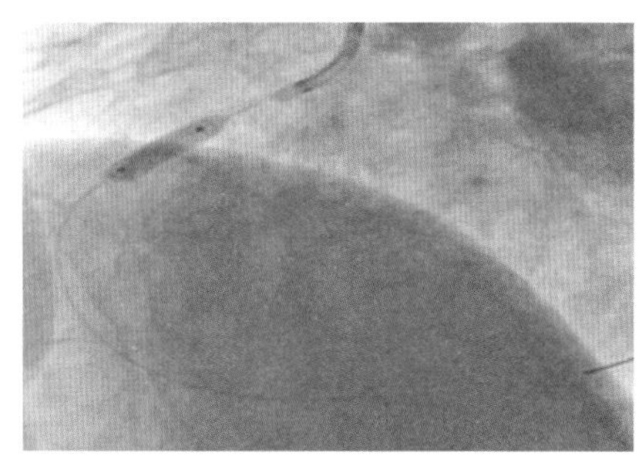

(b) 高压球囊反复扩张

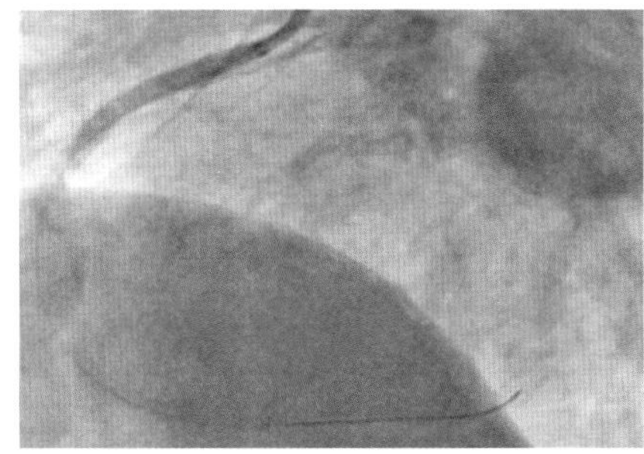

(c) 药物球囊扩张

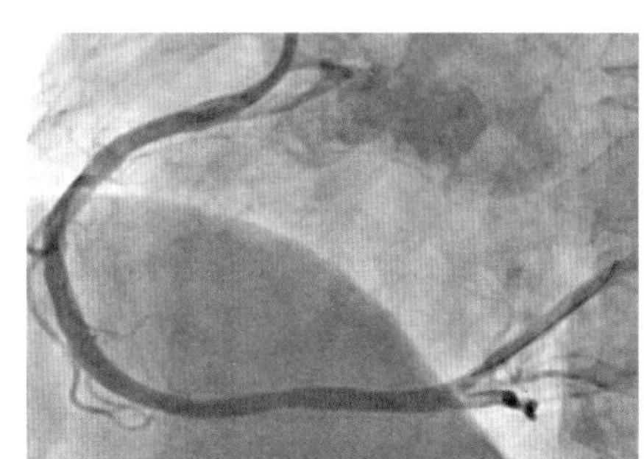

(d) 最终结果

**图 3-13　病例 2 支架内再狭窄术中所见**

## 第七节　支架过敏

支架过敏(stent allergy)是指支架成分引起的过敏反应。

### 一、过敏原

药物支架主要由 3 个部分构成：金属合金构成的支架骨架；具有降低新生内膜过度增殖的药物涂层；保持有效药物浓度、控制药物释放的高分子聚合物。而这些成分作为半抗原，均可能刺激机体产生过度免疫应答，引起过敏反应。

1. 金属合金骨架

DES 骨架主要采用不锈钢、铬合金制成，其中均含有不同比例的镍、铬、钼元素。普通人群对金属离子的过敏率为 10%～15%，而镍、铬作为主要的致敏原，引发的过敏反应已有较多报道。其机制为：电化学腐蚀作用；过敏反应：表现为Ⅰ型及Ⅳ型超敏反应的金属过敏则可能与支架内晚期血栓形成有关；炎症反应：超敏反应通过加重炎性反应和血小板聚集，促使单核细胞及淋巴细胞浸润，造成血管内皮化延迟，导致血栓形成及血管平滑肌细胞增殖，形成支架内再狭窄。

2. 药物涂层

雷帕霉素及紫杉醇为使用较广泛的药物涂层。雷帕霉素是一种大环内酯类免疫抑制剂，目前对于其引起过敏的现象尚无报道。紫杉醇则能直接与细胞内微管网结合，干扰微管网功能，选择性抑制平滑肌细胞增生和迁移；而国内外均有对于紫杉醇过敏的案例报道，患者出现皮疹、瘙痒甚至过敏性休克的症状。

3. 聚合物

聚合物作为药物载体，能保持有效药物浓度，控制药物释放。此类物质以聚酯类多见，第一代 DES 采用的聚合物不可降解，可导致聚合物残留致局部血管壁炎症反应和纤维素沉积，并且聚合物本身也可导致过敏反应使内皮化延迟，造成晚期血栓形成。

### 二、临床表现

患者可出现皮疹、麻疹、瘙痒、呼吸困难、发热等症状，甚至出现支架内血栓和死亡。辅助检查提示血液中嗜酸性粒细胞增多和免疫球蛋白 IgE 滴度增加，组织学检查提示支架内充满嗜酸性粒细胞，支架植入 18 个月后，血管内膜仍愈合不良。药物支架引起过敏的原因是药物还是聚合物涂层尚无定论。

### 三、预防和处理

(1)选择生物相容性更强的材料。

(2)筛选金属过敏高危患者，积极预防。对金属植入物的过敏反应在骨科关节置换术后也普遍存在，可借鉴骨科检测金属过敏的方法，在支架植入术前予以评估。主要的方法有以下几种。①皮肤斑贴试验：适合金属接触性皮炎的评估。②淋巴细胞转化试验：可判断深部组织过敏反应，较皮肤斑贴试验可靠。③白细胞移动抑制试验：可判断深部组织过敏反应，并能避免机体致敏。

(3)药物的干预治疗：对支架过敏的患者可使用肥大细胞稳定剂、类固醇、抗组胺药物治疗。

## 第八节　支架感染

冠脉植入支架后支架感染(stent infection)罕见。从 1993 年首次报道冠脉支架感染以来，至今全世界仅报道 30 余例。早期感染多见，晚期感染罕见。

### 一、危害

支架感染通常是灾难性的，可并发重症脓毒症、多器官功能衰竭、心室破裂、心包积脓、心包压塞、冠脉穿孔、心力衰竭、累及瓣膜和心搏骤停。通常需要外科手术治疗，术后病死率为 25%~50%。

### 二、临床表现

患者临床表现常不典型，诊断支架感染的难度较大。患者表现为发热、胸痛、呼吸困难、心源性休克、心搏骤停等。

## 三、诊断

具有冠脉介入治疗史、不明原因发热、血培养阳性且胸痛的患者应高度怀疑支架感染。需要完善血培养、心包积液细菌培养、冠脉造影、心脏超声、CT 和磁共振扫描等检查。冠状动脉造影表现为动脉瘤（真性动脉瘤和假性动脉瘤）、冠状动脉闭塞和支架内再狭窄。细菌培养结果多为葡萄球菌（金黄色葡萄球菌最常见），此外还有需氧假单胞菌、鲍曼不动杆菌、大肠杆菌、阴沟肠杆菌和放线菌等的报道。

2000 年 Dieter 曾提出支架感染诊断标准，可能诊断至少符合以下 3 项：①4 周内支架植入史；②同一动脉鞘内反复多次操作史；③不明原因发热和白细胞增多；④急性冠脉综合征；⑤菌血症；⑥影像学发现冠状动脉瘤或假性动脉瘤。确诊需要外科活检发现脓肿或炎性包块。

## 四、处理

（1）立即进行血培养，随后立即使用抗生素。初始治疗主要针对金黄色葡萄球菌治疗，抗菌药物应覆盖耐甲氧西林金黄色葡萄球菌、甲氧西林敏感的金黄色葡萄球菌和革兰氏阴性菌。血培养结果出来后，根据药敏试验调整抗生素。疗程 4 周以上，未手术切除支架的患者需要延长抗生素使用时间。

（2）尽快进行冠脉造影或冠脉 CTA、心脏超声检查。冠脉造影及 CTA 能明确有无冠状动脉瘤或假性动脉瘤；心脏超声可明确有无心脏破裂等严重并发症，排除感染性心内膜炎。

（3）研究提示手术治疗优于单纯药物治疗，但危重患者通常不能耐受手术而只能采用单纯药物治疗。Elieson 等认为，早发支架感染（支架植入时间少于 10 天）用抗生素药物治疗可能有效，晚发支架感染（支架植入时间多于 10 天）常需要在外科处理基础上行抗菌治疗。

## 五、预防

进行充分的术前准备，严格执行无菌操作，感染性心内膜炎细菌栓塞导致的心肌梗死应避免植入支架。

## 参考文献


[1] DEHMER G J, SMITH K J. Drug-eluting coronary artery stents[J]. Am Fam Physician, 2009, 80(11): 1245-1251.

[2] 王聪霞，贾珊. 冠状动脉支架内再狭窄发生机制的研究进展[J]. 西安交通大学学报（医学版），2018, 39(3): 303-309.

[3] 郝伟，赵晨，胡思宁，等. 冠状动脉药物洗脱支架内再狭窄的最新研究进展[J]. 中国介入心脏病学杂志，2023, 31(1): 63-68.

[4] AKO J, MORINO Y, HONDA Y, et al. Late incomplete stent apposition after sirolimus-eluting stent

implantation: a serial intravascular ultrasound analysis[J]. J Am Coll Cardiol, 2005, 46(6): 1002-1005.

[5] MIZIZ S K, GASIOR Z, HABERKA M, et al. In-stent coronary restenosis, but not the type of stent, is associated withimpaired endothelial-dependent vasodilatation[J]. Kardiol Pol, 2009, 67(1): 9-17.

[6] 郭瑞光，王喆琨，苗积国. 冠状动脉支架内再狭窄的研究进展[J]. 中国当代医药，2013，20(23)：29-31.

[7] BOSMAN W M, BORGER VAN DER BURG B L, SCHUTTEVAER H M, et al. Infections of Intravascular Bare Metal Stents A Case Report and Review of Literature[J]. Eur J Vasc Endovasc Surg, 2014, 47(1): 87-99.

[8] MEHILLI J, BYRNE R A, WIECZOREK A, et al. Randomized trial of three rapamycin-eluting stents with different coating strategies for the reduction of coronary restenosis [J]. Eur Heart J, 2008, 29(16): 1975-1982.

[9] MAIENKA D J, KAPLAN A V, LUCAS F L, et al. Outcomes Following Coronary Stenting in the Era of Bare-Metal Versus the Era of Drug Eluting Stents[J]. JAMA, 2008, 299(24): 2868 -2876.

[10] 尹卫华，李响楠，田涛，等. 钙化斑块特征预测经皮冠状动脉介入治疗术中旋磨[J]. 中国医学影像技术，2020，36(2)：165-170.

[11] FERRI L A, JABBOUR R J, GIANNINI F, et al. Safety and efficacy of rotational atherectomy for the treatment of undilatable underexpanded stents implanted in calcific lesions[J]. Catheter Cardiovasc Interv, 2017, 90(2): E19-E24.

[12] AKIN I, SCHNEIDER H, INCE H, et al. Second- and third-generation drug-eluting coronary stents: progress and safety[J]. Herz, 2011, 36(3): 190-196.

[13] WANI S P, RHA S W, PARK J Y, et al. A novel technique for retrieval of a drug-eluting stent after catheter break and stent loss[J]. Korean Circ J, 2010, 40(8): 405-409.

[14] SONODA S, MORINO Y, AKO J, et al. Impact of final stent dimensions on long-term results following sirolimus-eluting stent implantation: serial intravascular ultrasound analysis from thesirius trial[J]. J Am Coll Cardiol, 2004, 43(11): 1959-1963.

[15] RUSSO R J, SILVA P D, TEIRSTEIN P S, et al. A randomized controlled trial of angiography versus intravascular ultrasound - directed bare - metal coronary stent placement (the AVID Trial) [J]. Circ Cardiovasc Interv, 2009, 2(2): 113-123.

[16] SHAH V M, MINTZ G S, APPLE S, et al. Background incidence of late malapposition after bare-metal stent implantation[J]. Circulation, 2002, 106(14): 1753-1755.

[17] HONG M K, MINTZ G S, LEE, C W, et al. Intravascular ultrasound predictors of an-giographic restenosis after sirolimus-eluting stent implantation[J]. Eur Heart J, 2006, 27(11): 1305-1310.

[18] HONG M K, MINTZ G S, LEE C W, et al. Late stent malapposition after drug-eluting stent implantation: an intravascular ultrasound analysis with long-term follow-up[J]. Circulation, 2006, 113(3): 414-419.

[19] CHEVALIERB, SILBER S, PARK S J, et al. Randomized comparison of the Nobori Biolimus A9-eluting coronary stent with the Taxus Liberté paclitaxel-eluting coronary stent in patients with stenosis in native coronary arteries: the NOBORI 1 trial--Phase 2[J]. Cire Cardiovasc Interv, 2009, 2(3): 188-195.

[20] LI J J, REN Y, CHEN K J, et al. Impact of C-reactive protein on in-stent restenosis: a meta-analysis [J]. Tex Heart Inst J, 2010, 37(1): 49-57.

[21] HONG M K, MINTZ G S, LEE C W, et al. Impact of Late Drug-Eluting Stent Malapposition on 3-Year Clinical Events[J]. J Am Coll Cardiol, 2007, 50(15): 1515-1516.

[22] LEE M S. Stent fracture associated with drug-eluting stents: clinical characteristics and implications[J].

Catheter Cardiovasc Interv, 2007, 69(3): 387-394.

[23] KULLMANN S, BINNER P, RACKEBRANDT K, et al. Variation in the human soluble epoxide hydrolase gene and risk of restenosis after percutaneous coronary intervention[J]. BMC Cardiovasc Disord, 2009, 9: 48.

[24] UMEDA H. Frequency, predictors and outcome of stent fracture after sirolimus-eluting stent implantation[J]. Int J Cardiol, 2009, 133(3): 321-326.

[25] 张慧平. 冠状动脉内支架断裂的特征分析[J]. 中国介入心脏病学杂志, 2015, 23(6): 314-319.

[26] TREHAN V, MUKHOPADHYAY S, YUSUF J, et al. Intracoronary fracture and embolization of a coronary angioplasty balloon catheter: Retrieval by a simple technique[J]. Catheter Cardiovasc Interv 2003, 58(4): 473-477.

[27] MINTZ G S, SHAH V M, WEISSMAN N J. Regional remodeling as the cause of late stent malapposition[J]. Circulation, 2003, 107(21): 2660-2663.

[28] POPMA J J, TIROCH K, ALMONACID A, et al. A Qualitative and Quantitative Angiographic Analysis of Stent Fracture Late Following Sirolimus - Eluting Stent Implantation[J]. Am J Cardiol, 2009, 103(7): 923-929.

[29] EGGEBRECHT H, HAUDE M, VON BIRGELEN C, et al. Nonsurgical retrieval of embolized cornary stents[J]. Catheter Cardiovasc Interv, 2000, 51(4): 432-440.

[30] SURYAWAN I G R, LUKE K, AGUSTIANTO R F, et al. Coronary stent infection: a systematic review[J]. Coron Artery Dis, 2022, 33(4): 318-326.

[31] PARK S M, KIM J S, KO Y G, et al. Angiographic and intravascular ultrasound follow up of paclitaxel- and sirolimus-eluting stent after poststent high-pressure balloon dilation: from the poststent optimal stent expansion trial[J]. Catheter Cardiovasc Interv, 2011, 77(1): 15-21.

[32] LAI C H, LIN Y K, LEE W L, et al. Coronary Stent Infection Presented as Recurrent Stent Thrombosis[J]. Yonsei Med J, 2017, 58(2): 458-461.

[33] JONE R M, FINN A V, FARB A, et al. Pathology of drug-eluting stentsin humans: delayed healing and late thrombotic risk[J]. J Am Coll Cardiol, 2006, 48(1): 193-202.

[34] PETER W, CHRISTOPH R, FRANZ R E, et al. Stent thrombosis following bare-metal stent implantation: success of emergency percutaneous coronary intervention and predictors of adverse outcome[J]. Eur Heart J, 2005, 26(12): 1180-1187.

[35] BARRAGAN P, BOUVIER J L, ROQUEHERT P O, et al. Resistance to thienopyridines: Clinical detection of coronary stent thrombosis by monitoring of vasodilator-stimulated phosphoprotein phosphorylation[J]. Catheter Cardiovasc Interv, 2003, 59(2): 295-302.

[36] 马长生. 冠心病介入治疗：技术与策略[M]. 2版. 北京：人民卫生出版社, 2004.

[37] 吕树铮, 陈韵岱. 冠脉介入诊治技巧及器械选择[M]. 2版. 北京：人民卫生出版社, 2006.

[38] 中国医师协会心血管内科医师分会指南与共识工作委员会中青年冠脉专家沙龙. 冠状动脉支架脱载的处理和预防专家共识[J]. 中华心血管病杂志(网络版), 2019, 2(1): 1-10.

# 第四章　导管、导丝、球囊并发症

## 第一节　造影导管、指引导管和指引导丝并发症

### 一、导管打折、打结、断裂

#### （一）原因

操作粗暴；同一方向过快、过度旋转导管；血管严重迂曲；指引导管不合适而反复、过度旋转等。

#### （二）处理

（1）扭曲不严重的打结，往往可以通过反向旋转导管解开。

（2）轻柔推送导管至主动脉根部，借主动脉根部的阻力反向旋转导管使打结松开（图 4-1）。

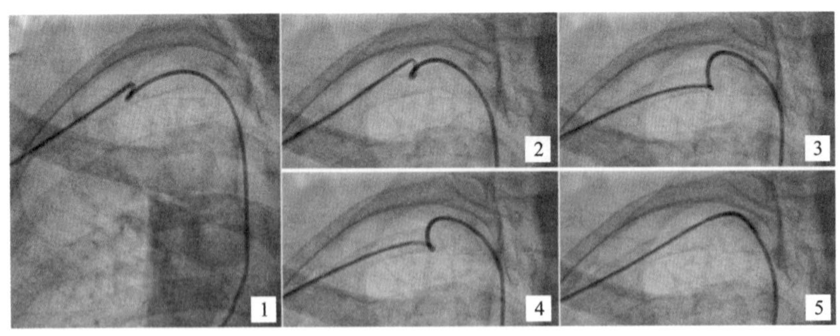


注：数字 1~5 代表操作顺序。

**图 4-1　推送导管至主动脉根部，借主动脉根部的阻力旋转导管松开打结**

（3）将打结的导管撤至颈动脉开口处，以其为依托反向旋转导管，使打结松开。

（4）使用超滑造影导丝或指引导丝，通过打折处，在超滑导丝支撑下，使导丝和导管做相向运动同时旋转导管，借助导丝推力使打结松开。

（5）导管打折在桡动脉时，助手握住上臂近端，压住导管，旋转导管解开螺旋。

(6)导管打折在桡动脉时，可将血压计袖带套于患者上臂，加压至200 mmHg以上，固定导管打结位置的远端，然后反向旋转导管而解结。

(7)血管鞘或指引导管迎接法，从间断打结的导管尾端，送入大一号的血管鞘或指引导管节段，回撤打结的导管使导管解螺旋。如从桡动脉送入，可能导致桡动脉损伤，应密切注意。鞘或指引导管节段要足够长，能够到达打结位置。

(8)经股动脉或桡动脉送入抓捕器，在升主动脉处抓住导管头端，固定，从打折或打结的导管尾端反向旋转导管，解螺旋后撤出(图4-2)；如导管已经离断，将它拉到右髂动脉，沿股动脉鞘管送入PTCA导丝，进入离断的导管管腔，沿导丝送入球囊进入导管内扩张，回撤，将离断导管经股动脉鞘管拉出体外。

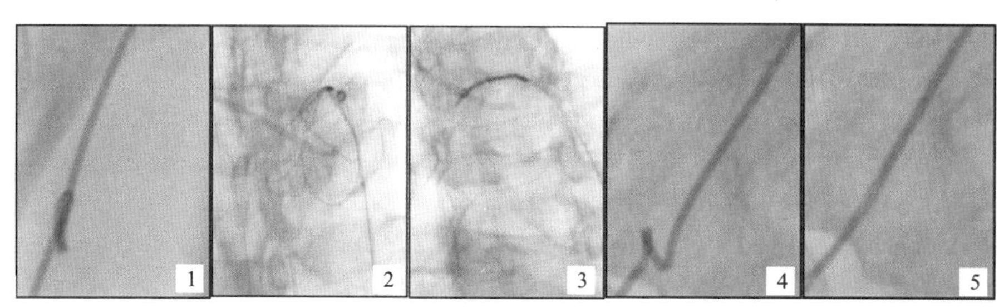


注：数字1~5代表操作顺序。

**图4-2　抓捕器固定导管头端，旋转导管尾端松开打结**

(9)桡动脉入路的指引导管打结后，穿刺股动脉送入6F JR4指引导管至锁骨下动脉。从6F JR4指引导管送入指引导丝至桡动脉入路的指引导管内，沿指引导丝送入大号球囊，高压扩张后，将两指引导管"会师"，牵引打结的指引导管至主动脉内解螺旋。

(10)必要时外科手术取出。

### (三)预防

(1)术者动作应轻柔应谨慎操作。

(2)送入导管时应缓慢，动作要轻柔，若遇阻力可适当边旋转导管边轻柔缓慢送入以减轻皮下组织的阻力。

(3)血管轻中度迂曲送入指引导管困难，可送入2根甚至3根超滑造影导丝将其做成"滑轨"加强支撑，再尝试送入。

(4)多次送入导管困难时，宜造影明确血管弯曲程度。从股动脉入路者，如股动脉、髂动脉明显迂曲，可将其更换为直径为25 cm左右的血管鞘加强支撑，必要时更换为直径为90 cm的血管鞘或8 F Swartz鞘，以改善血管迂曲程度。

(5)避免向同一方向连续旋转导管，由于旋转力量的传导有时间差(力量从尾端传向头端)，旋转导管应边旋转边等待。

(6)必要时更换手术路径。

## 二、指引导管内血栓形成

### (一)原因

术前未用肝素盐水冲洗指引导管，术中未进行充分抗凝，指引导管内形成血栓；指引导丝、球囊退出指引导管后在体外形成血栓，重新送入前未擦拭干净；血栓抽吸导管退入指引导管时，抽吸导管尖端的血栓脱落在指引导管内；术中使用磺达肝癸钠抗凝未补充肝素，增加了导管内血栓形成的概率。

### (二)处理

如高度怀疑导管内血栓形成，应充分打开 Y 阀，如血液回流不畅，则导管内血栓形成可能性大，应退出整个指引导管系统，彻底检查指引导管内是否有血栓形成。明确了指引导管内血栓形成后，应寻找原因并加强抗凝治疗，更换指引导管后再次手术。如发生血栓注入冠状动脉，在血流正常的情况下，小血栓可以自溶，如出现大量血栓，则应用溶栓药物或血栓抽吸装置，必要时使用升压药物及 IABP 辅助处理。

### (三)预防

导管、指引导丝、鞘管等器械均应用肝素盐水反复冲洗，术前静脉给予患者肝素充分抗凝，手术每延长 1 h 应追加肝素 1000 U；每次重新送入指引导丝、球囊等器械前，要用肝素盐水认真冲洗和擦拭，确认其上无微血栓或小血块附着才能使用；操作时尽量减少导管、导丝在体内停留时间；退出血栓抽吸导管时要保持负压退出，退出抽吸导管后充分打开 Y 阀，使血流冲洗出导管内可能存在的血栓；已用磺达肝癸钠抗凝者，介入诊疗时需补充肝素抗凝；此外，术者和助手应时刻关注指引导管内的压力，如出现压力衰减或腔内压力低，应避免向导管内推注任何药物或送入任何器械，排除导管贴壁(主动脉或冠状动脉)和血压过低后，应高度怀疑并排查指引导管内血栓形成。

## 三、冠状动脉开口夹层

右冠开口夹层往往发生在右冠开口偏向上走行，而在导管偏大或锁骨下动脉、主动脉迂曲的情况下，导管尖端顶在右冠开口血管壁上，加之粗暴操作将血管内膜损伤。左主干开口夹层往往发生在动脉粥样硬化或狭窄时，导管直接粗暴插入或旋转损伤内膜可导致左主干夹层。右冠和左冠夹层均可在动脉狭窄或有斑块的基础上，在导管贴壁或不贴壁的情况下用力注射造影剂时而发生。

### (一)原因

冠状动脉开口有病变，如严重狭窄、严重钙化等；造影导丝操作不慎进入冠状动脉；暴力推注造影剂；导管固定不佳，剧烈跳动；指引导管或造影导管不同轴；指引导管选择和操作不当，指引导管过大，粗暴操作尤其是操作强支撑指引导管如 AL、EBU、XB 等；退出球囊、支架等器械时指引导管相对运动向冠状动脉内插入；暴力操作指引导丝进入内膜下；扩张冠状动脉开口时球囊过度膨胀等，均可直接损伤冠状动脉内膜，引起冠状动脉开口夹层，甚至急性冠状动脉闭塞。

### (二)处理

(1)一旦形成夹层，推注造影剂可能使夹层或者血肿向远端不断扩展，所以夹层形成后尽量不要推注造影剂，如确需要明确病变情况或定位球囊、支架，只能轻柔、缓慢地推注少许造影剂，如可能，最好在 IVUS 或 OCT 引导下完成手术。

(2)保留指引导丝在血管真腔是保证患者安全的生命线。如指引导丝不慎退出，操作指引导丝找到血管真腔是患者抢救成功的保证。确定导丝在真腔的方法：导丝能够到远端不同分支血管，且可重复；IVUS 证实；微导管造影，将微导管尽量送到血管远端，回抽有回血，轻推造影剂可证实是否在真腔；如果对侧有侧支循环，对侧造影能够判断导丝在血管真腔。

(3)植入支架：冠状动脉开口夹层十分危险，尤其是左主干夹层，一旦夹层形成，患者往往临床情况迅速恶化，应立即植入支架将撕裂的内膜片贴壁。一般应先向冠状动脉开口植入支架，将夹层开口完全封闭，这样夹层一般不会向远端扩展；如临床情况允许，也可以在血肿的最远端先植入支架，再依次在近端和开口处植入支架，这样血肿不会向远端血管扩展。

### (三)预防

(1)操作导管应轻柔，避免粗暴操作。

(2)选择合适的指引导管，尽量避免指引导管直接插入冠状动脉。

(3)推注造影剂时应先轻、慢，导管脱离血管壁后再适当加压推注。

(4)退出球囊、支架等器械前应先轻轻回撤球囊或支架等，感觉退出的阻力，如退出的阻力大，应退出指引导管至冠状动脉开口，再轻柔、缓慢、逐步退出球囊、支架等器械，在撤出过程中严密观察指引导管的位置(同时观察指引导丝的位置)以免深插入冠状动脉，损伤内膜。

(5)指引导管中 AL 支撑力最强，也最容易导致夹层。经典的退出 AL 的方法：当 AL 第二段位于冠状动脉开口水平线上方时，可直接撤出导管；而当第二段位于冠状动脉开口水平线下方时，应向内推送导管，以底部为支撑点，使导管尖端后退，离开冠状动脉开口，再旋转导管尖端，使之完全偏离冠状动脉开口而撤出导管，避免损伤冠状动脉开口。如果后撤或前送 AL 时，导管都向冠脉内深插，此时，需要保留球囊、指引导丝在冠状动脉内，在透视下轻柔、缓慢地后撤导管。

## 四、导管嵌顿

### (一)原因

指引导管嵌顿的原因为：冠状动脉起始部痉挛、导管插入过深、冠状动脉开口病变、右冠介入诊疗时导管进入圆锥支。IVUS、OCT 导管嵌顿与导管局部结构受损变形(与用力推送有关)，支架贴壁不良，血管局部解剖成角、钙化等因素有关。旋磨头嵌顿见本书第四章第三节。导管嵌顿表现为压力左室化或压力衰减(图 4-3)，表现为造影剂排空缓慢，心肌造影剂染色，严重者出现冠脉夹层、恶性心律失常。

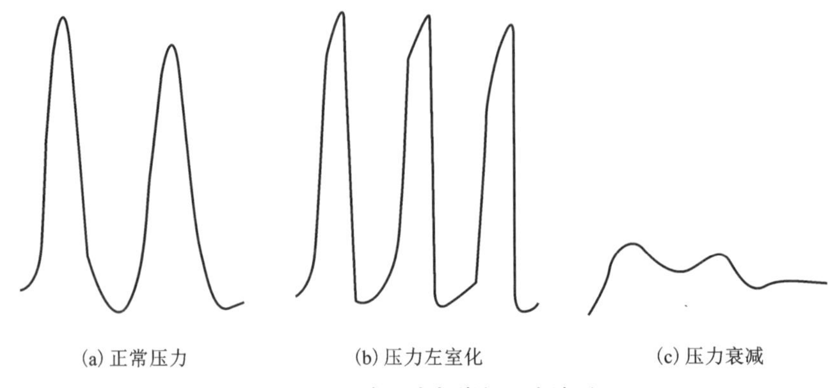


**图 4-3　正常压力与嵌顿压力波形**

### (二) 处理

(1) 如发现造影剂排空缓慢、压力左室化或衰减，立即撤出导管，并嘱患者用力咳嗽，加速造影剂排空，同时严密观察患者的症状和进行心电监护。

(2) 如冠状动脉开口痉挛，立即撤出导管，注入硝酸甘油 100~200 μg。

(3) 如 IVUS、OCT 导管嵌顿不能顺利撤出，不能暴力回撤，处理如下：①向前尽可能推送成像导管，必要时和导丝一起推送并旋转，之后轻轻回撤；②重新置入导丝，球囊充分扩张冠脉病变处再撤出；③切断成像导管，送入延长导管或 5F in 6F 指引导管辅助回撤嵌顿导管。

### (三) 预防

(1) 送入导管后，立即观察压力曲线。

(2) 轻柔操作，避免在冠状动脉开口反复操作或深插导管。

(3) 高度怀疑左主干或右冠开口病变者，应送入导管在主动脉窦内造影，然后缓慢调整导管使其轻轻搭至左主干或右冠开口，取必要的体位(左冠用正位头+正位足、右冠左头位)，用最小剂量造影剂迅速完成造影。

(4) 行介入治疗时可送入一根指引导丝反折到主动脉根部，可在避免嵌顿的情况下从容完成介入治疗。

(5) 合并左主干或右冠开口病变者，必要时可先处理开口病变，再处理其他病变。

(6) 送入 IVUS 或 OCT 导管时，如有阻力，不可强行送入，应充分预处理病变后再行 IVUS 或 OCT 检查。

## 五、医源性主动脉夹层

与导管相关的升主动脉夹层的发生率为 0.0083%~0.06%，虽然少见，但病情凶险。

与自发性主动脉夹层相比，导管所致的医源性主动脉夹层患者背痛、突发不适的比例低，疼痛移动和传导的比例也较少，但更容易出现低血压；主动脉瓣反流比例低，易出现心肌梗死等并发症。

### (一)原因

医源性主动脉夹层的原因包括冠状动脉开口畸形或指引导管不同轴，粗暴操作指引导丝或指引导管，暴力推注造影剂，严重钙化球囊扩张，使用强支撑导管如 AL，XB 导管导致主动脉夹层的风险高。

### (二)处理

根据医源性主动脉夹层的分型采取不同的处理策略(表 4-1)。

**表 4-1 医源性主动脉夹层的处理策略**

| 主动脉夹层分型 | 特征 | 处理策略 |
| --- | --- | --- |
| Ⅰ型 | 局限在同侧主动脉窦 | 采取保守治疗，包括控制患者血压和心率，并密切观察 |
| Ⅱ型 | 夹层在升主动脉 40 mm 以内 | 中和肝素并用支架或者带膜支架封堵破裂口，主动脉 CTA 或 MRI，密切随访 |
| Ⅲ型 | 夹层超过升主动脉弓(>40 mm) | 外科手术治疗 |

### (三)预防

(1)术者应充分了解各种指引导管的形状及相适应的主动脉窦和冠状动脉开口的位置、形态等，了解各种指引导管的参数、特点和使用时的注意事项。

(2)术前认真研读患者造影结果，选择合适的指引导管。

(3)操作导管、导丝应轻柔、耐心，避免暴力操作。

(4)导管进入冠状动脉开口后，先观察压力及压力曲线是否正确，如压力低或呈嵌顿压力，应撤出导管重新调整并送入，反复出现上述情况，不要坚持使用，而要及时更换导管。

(5)推注造影剂时先轻、慢，导管脱离血管壁后再适当加压推注。

## 六、指引导丝嵌顿、断裂

指引导丝嵌顿、断裂是介入治疗中少见的并发症，发生率仅为 0.02%~0.08%，其危害有导致冠状动脉夹层、血栓、心肌或心包穿孔，支架毁损、断裂等，尝试通过介入方法取出体外有可能造成额外的风险，如冠状动脉夹层、破裂、血栓形成，脑动脉栓塞或外周动脉栓塞等。

### (一)原因

原因主要有复杂冠状动脉病变，如慢性闭塞、分叉病变、开口、严重成角、钙化、迂曲、串联多枚支架等；指引导丝连续旋转超过180°；边支保护导丝释放支架后未及时回撤或暴力回撤，特别是存在迂曲、钙化、成角的病变时。

### (二)处理

脱落的导丝可部分阻断血流或随血流向末梢迁移，造成动脉栓塞，停留在原位可能诱发血栓，也可能随心脏搏动而刺出冠状动脉而发生动脉穿孔。因此，对于脱落导丝，在权衡利弊的情况下，建议尽可能将其取出体外。

#### 1. 指引导丝嵌顿

尽可能用简单的方法将其取出，如不能取出，逐渐升级方法，如采用离断指引导丝或请外科医生协助取出。

(1)尝试冠脉内注入硝酸甘油100~200 μg，再回撤指引导丝。

(2)尝试适当后退指引导管，固定导管后撤回指引导丝。操作时注意均匀持续用力，逐渐加力，不能瞬间加力，否则可能导致支架变形、回缩，甚至血栓形成。

(3)主支支架远端球囊锚定，尝试拔出分支指引导丝。

(4)送入Finecross微导管，反复前送和后撤指引导丝，然后撤出。

(5)如为分支拘禁导丝嵌顿，沿指引导丝尽可能地送入直径为1.5 mm的球囊，尝试把球囊和导丝一起拔出。

(6)送入直径1.0 mm的球囊，沿拘禁指引导丝掘进，扩张支架后撤出指引导丝。掘进球囊时主支必须送入球囊保护，否则有主支支架变形甚至急性闭塞的风险。撤出指引导丝后，施以高压球囊后扩张修复变形的支架。

(7)送入长135 cm的corsair微导管，将其沿指引导丝顺时针耐心旋转，将Corsair和指引导丝一起撤出。

(8)微导管离断，送入微导管，旋转导丝使之在游离/固定交界点离断。离断后在残留在冠状动脉内的指引导丝上植入支架使之贴壁；如不能植入支架，需终身加强抗栓。

(9)旋磨磨断指引导丝：体外保持一定张力拉住拘禁的指引导丝，送入旋磨头，在冠状动脉开口旋磨，磨断后在残留在冠状动脉内的指引导丝上植入支架使之贴壁；如不能植入支架，需终身加强抗栓。

注意事项：回撤指引导丝时，应注意指引导管、球囊或微导管可能损伤冠状动脉开口、支架，因此指引导管应撤离冠状动脉开口。

#### 2. 指引导丝断裂

(1)指引导丝断裂后，首要任务是避免断端向冠状动脉远端移动。

(2)如果残留导丝完整且已进入指引导管，可以尝试用球囊在指引导管内固定导丝，将球囊、指引导管和残留导丝一起取出。

(3)尝试送入大腔指引导管至断裂段，用注射器大力抽吸使断裂段进入指引导管，在保持负压的情况下撤出指引导管。

(4)多导丝缠绕技术：在保留的指引导丝上缠绕两到3根指引导丝(尽量放到血管远端)，将几根导丝一起旋转，指引导丝紧紧地缠绕在一起时，尝试回撤。适用于中小型血管。

(5)圈套后取出：包括鹅颈管圈套和环圈套，适合于近端大口径血管。

(6)活检钳夹，适合于近端大口径血管。

(7)如指引导丝解螺旋了，取出可能性很小，应当尽量减少残留在血管内的部分，如断端在较重要的位置，用支架覆盖使之贴壁。

(8)若血管内残留有一些细小的导丝，特别是残留在小的、长期闭塞的冠脉内或血管远端，患者须终身口服抗血小板药物。

(9)必要时外科手术取出。

注意事项：无论用哪种方法取出嵌顿或断裂的指引导丝，都有可能破坏支架梁，需要在支架内预置高压球囊，必要时高压扩张变形的支架。

### (三)预防

(1)避免暴力操作。

(2)指引导丝尽量送至远端分支内(不要送至血管末梢)，避免指引导丝头端反折时压在头端释放支架。

(3)避免指引导丝成袢状卷曲在冠状动脉内；支架释放前轻拉指引导丝，使之头端变直。

(4)拘禁指引导丝远端，避免Knukle。

(5)避免连续旋转导丝超过180°。

(6)避免将指引导丝送入细小的终末分支。

(7)拘禁指引导丝，避免用超滑导丝。

(8)如分支有拘禁导丝，释放支架时，一般采用命名压释放，rewire并退出拘禁导丝后再对支架进行充分扩张、贴壁。

(9)拘禁球囊技术一般可以避免分支导丝嵌顿。

## 七、指引导丝导致的冠状动脉穿孔

指引导丝导致冠脉穿孔并不少见，处理方法与球囊、支架或旋磨头等所致的穿孔有较大的区别，故单独列出。

### (一)原因

所有的指引导丝(即使是柔软的指引导丝)均可导致冠状动脉穿孔，尤其是使用硬指引导丝和超滑指引导丝；柔软的指引导丝导致穿孔往往是指引导丝行走到血管的末梢，尤其是退出球囊或其他器械时，指引导丝产生向前的相对运动穿破血管；送入球囊或其他器械时，没有固定好指引导丝，指引导丝向前滑动，穿破血管。

发现指引导丝走行异常、头端无固定的大幅度摆动、指引导丝通过慢性闭塞病变时推送阻力突然消失，冠状动脉造影发现造影剂外渗，即可诊断为冠状动脉穿孔。

### （二）处理

除破入心室的血管穿孔如室间隔支穿孔可严密观察外，多数指引导丝所致的冠状动脉穿孔需要积极处理。如果患者继续出现血压下降、心率增快甚至神志改变，应立即行透视、心脏超声确认心包内积血情况，一旦确认心包压塞立即行心包穿刺，同时予补液、升压等处理维持患者循环稳定（图 4-4）。

1. 球囊长时间扩张

选择直径合适的球囊在远端血管 1/3 处长时间低压扩张，并尽量少进行造影，可成功封堵 50%以上的穿孔。

2. 送入缝线

方法一：用 2-0/T 型号的手术缝线绕置于穿孔血管的指引导丝打结（2 次结扎）后用直径为 2.0 mm 的球囊沿指引导丝将线结推送到穿孔血管末端，稍回撤指引导丝和球囊。通过造影查看渗漏情况，如仍有渗漏，可重复操作，再送一个结至分支血管。

方法二：将 2-0/T 型号的手术缝线，剪成 5～7 mm 长的线段；在微导管尾端送入一段缝线，用导引针将缝线完全送入微导管；指引导丝经导引针送入微导管，匀速推送至分支血管远端（可能会略有阻力，为正常现象，应慢慢推，勿暴力）。造影看渗漏情况，如仍有渗漏，可重复操作，再送一段或几段细线至分支血管。

3. 指引导丝送入自体脂肪颗粒

可在桡动脉穿刺处取少量脂肪，穿入置于分支血管的指引导丝的体外段，用直径为 2.0 mm 的球囊沿指引导丝将脂肪推送到分支血管破口处。

4. 送入弹簧圈

沿微导管送入弹簧圈。

5. 注入明胶海绵颗粒

通过微导管或 OTW 球囊注入明胶海绵颗粒。

注意事项：使用微导管或 OTW 球囊时，不要将微导管或 OTW 球囊放到远端的末梢处；明胶海绵颗粒有强力的致血液凝固作用，使用时必须防止其外（反）流到非破口区域，产生严重并发症。

6. 注入凝血酶

沿微导管或 OTW 球囊缓慢推注凝血酶 1000 U 至分支血管，注意事项同明胶海绵。

7. 注入明胶海绵

用刀片将明胶海绵刮成粉末状（越细越好），置于容器内，在容器内加入 5 mL 造影剂，将两者充分搅拌后，制成明胶海绵溶液；用 5 mL 注射器带上 20 mL 注射器的针头吸取溶液 1～2 mL（不要直接用注射器吸取，吸取的粗大颗粒可能不能顺利从微导管中推出）；沿微导管或 OTW 球囊缓慢推注溶液至分支血管。

注意事项：推注明胶海绵颗粒一定要慢，如果推注量过大，速度过快或者推注力量过大，可能造成原来局部穿孔处突然破溃，大量血液流入心包；也可能发生明胶海绵反流至穿孔血管的近段，造成梗死范围扩大。

8. 沿微导管注入自体血凝块

术前抽取患者 20 mL 血液静置使之部分凝固，冠脉远端穿孔时沿微导管注入 1～5 mL。

注意事项：①如果血管穿孔的逆向侧支循环良好，则正向血流和逆向血流均需封堵。②缝线或脂肪颗粒里面可混有一点造影剂，能够提示缝线或脂肪颗粒的位置和在局部封堵成功时滞留在局部的情况。

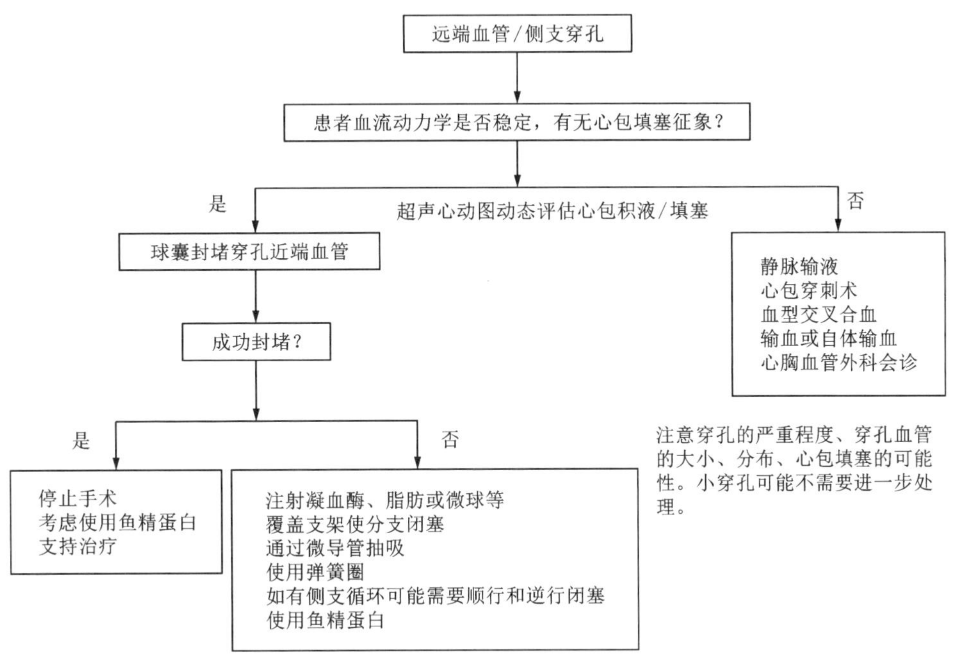


**图 4-4 远端/侧支血管穿孔的处理流程图**

## （三）预防

指引导丝导致的冠脉穿孔重在预防。

（1）避免粗暴操作。

（2）在介入治疗过程中，尽量避免用中等硬度以上的指引导丝。

（3）要时刻警惕指引导丝的位置，尤其是硬指引导丝和超滑导丝。

（4）保证指引导丝在介入操作过程中全程在术者视野范围内。

（5）术中要注意固定指引导丝，避免指引导丝移动。

（6）不要将指引导丝置于远端血管的末梢。

（7）球囊或其他器械进出血管时，要警惕指引导丝向前滑动。

（8）硬指引导丝或超滑指引导丝通过严重钙化、迂曲、闭塞病变后，即更换为软指引导丝。

（9）在处理 CTO 时，要轻柔操作以避免损伤内膜，特别是分支部位的血管；如指引导丝在输送过程中，尖端塑形消失或变形、活动受限、操作失灵、推送困难，提示指引导丝可能在内膜下，此时应回撤指引导丝，重新定位和送入。

## 典型病例

病例1：患者，男性，68岁，因反复胸痛、胸闷2年余，再发2天入院。2年前因急性前壁心肌梗死于前降支行PCI术，1个月后于回旋支行PCI术。冠脉造影提示：前降支支架内狭窄50%，回旋支支架内狭窄90%~95%，右冠无明显狭窄。诊断：①冠心病，急性非ST段抬高心肌梗死，陈旧性前壁心肌梗死PCI术后；②高血压病。于回旋支再次植入支架，造影提示远端分支穿孔，通过微导管注入明胶海绵，穿孔封闭（图4-5）。

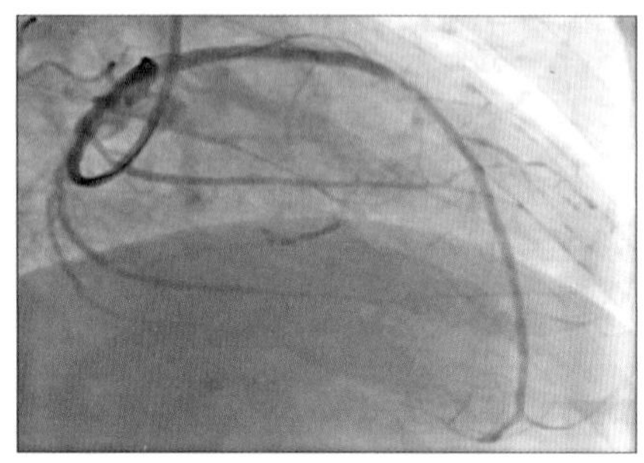

(a) 回旋支支架内严重狭窄

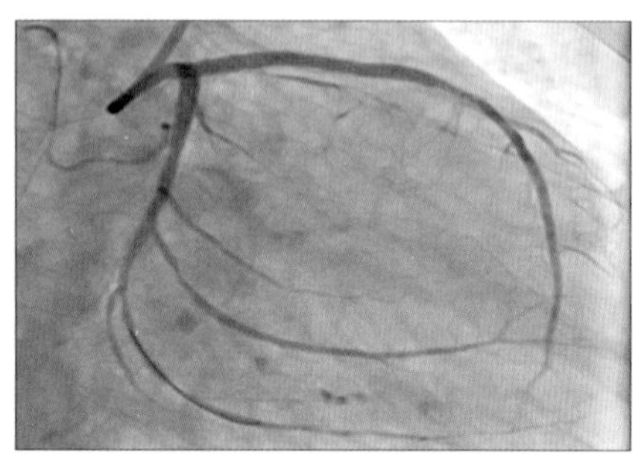

(b) 植入支架后，回旋支远端分支穿孔

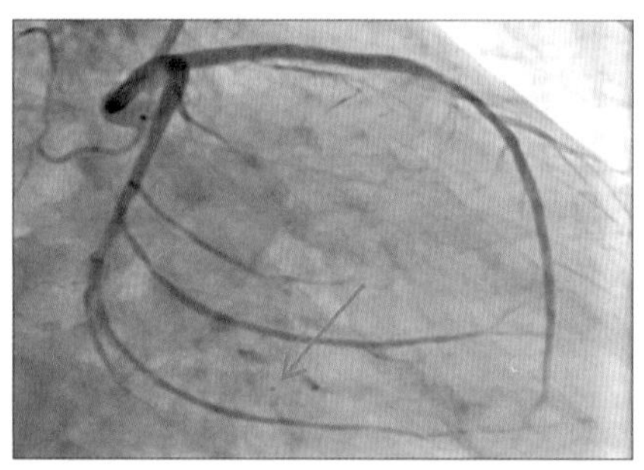

(c) 通过微导管注入明胶海绵（箭头指微导管头部）

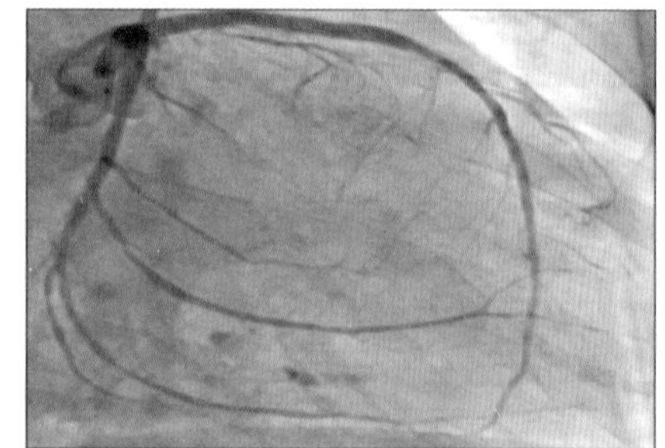

(d) 回旋支远端分支无渗漏

**图4-5　病例1指引导管导致的冠状动脉穿孔术中所见**

病例2：患者，男性，77岁，因反复胸痛1年余入院。冠脉造影显示：前降支弥漫性狭窄70%~90%、严重钙化，回旋支无明显狭窄，右冠狭窄60%~70%。前降支旋磨及高压球囊扩张后植入支架，造影提示前降支远段分支穿孔。以1.5 mm×15 mm球囊于远段持续低压扩张，穿孔封闭（图4-6）。

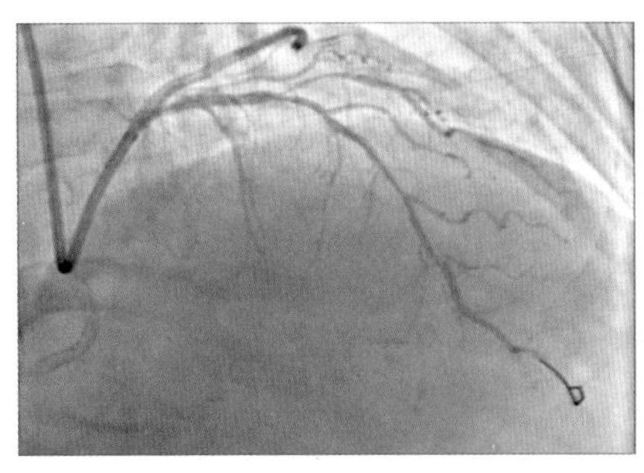

(a) 前降支严重狭窄、钙化

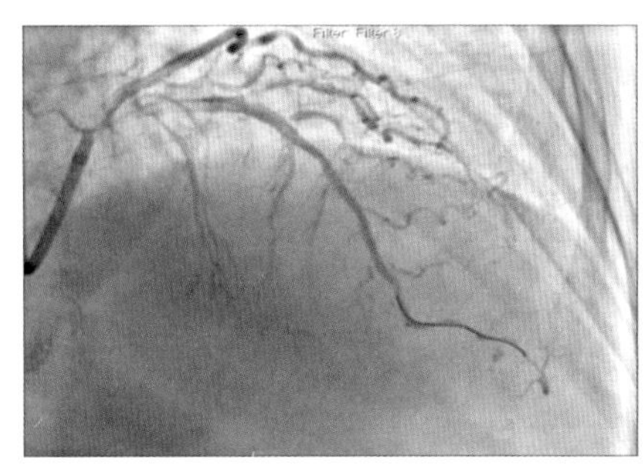

(b) 旋磨、植入支架，远段分支穿孔

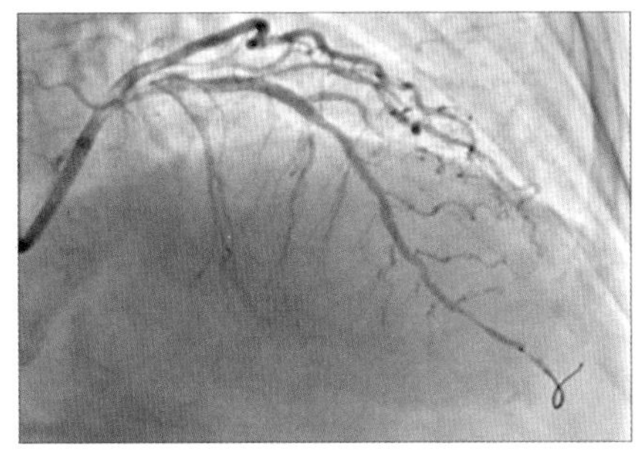

(c) 1.5 × 15 mm球囊于远段持续低压扩张

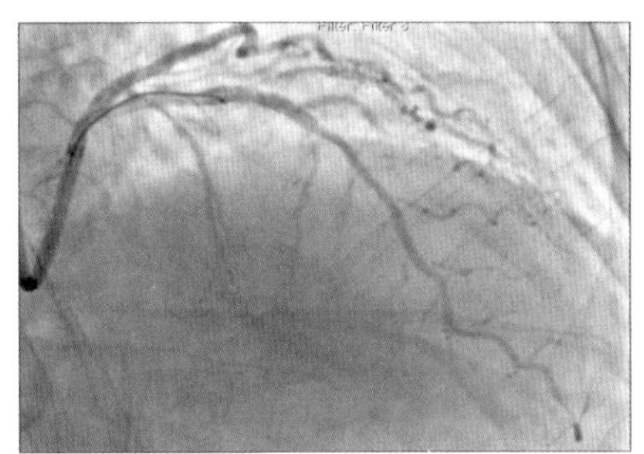

(d) 前降支远段分支无渗漏

**图 4–6　病例 2 指引导管导致的冠状动脉穿孔术中所见**

## 八、指引导管致主动脉瓣狭窄伴关闭不全

### (一) 原因

在介入治疗过程中，指引导管特别是 AL 指引导管在以窦底为支撑增加被动支撑力的同时，限制了主动脉瓣的开放和关闭，造成人为的急性严重的主动脉瓣狭窄和关闭不全。患者左心室负荷短期内会明显增加，最初心率和血压可能没有明显变化，但随手术时间的推移，患者出现急性左心衰竭的症状和体征，严重者危及生命甚至导致死亡。

### (二) 处理

提高对该并发症的认识，发现患者有急性左心衰竭的表现，应第一时间排查，确定是指引导管导致的主动脉瓣狭窄伴关闭不全后，轻提起指引导管使之离开主动脉瓣后，患者一般很快恢复。

## 第二节　微导管并发症

### 一、微导管打折

#### （一）原因

微导管打折的主要原因是血管重度迂曲。

#### （二）处理

尽量将指引导丝送至血管远端，减轻血管迂曲，撤出微导管，必要时更换微导管。

#### （三）预防

在确保安全的情况下，指引导丝尽量送至血管远端。

### 二、微导管毁损

#### （一）原因

血管钙化，释放支架时，支架压住导管；向同一方向过度旋转微导管。

#### （二）处理

朝相反的方向旋转微导管，释放压力再撤回微导管。

#### （三）预防

避免过度旋转损坏微导管；操作 Corsair 微导管时，顺时针方向或逆时针方向旋转次数不超过 10 次；操作 Tornus 微导管时，顺时针方向或逆时针方向旋转次数不超过 20 次。

### 三、头端毁损

#### （一）原因

钙化病变，支架梁压住微导管，向同一方向过度旋转微导管。

#### （二）处理

朝相反的方向旋转微导管，释放压力再撤回微导管。如不能回撤，尝试与指引导丝一起回撤。

#### （三）预防

如果微导管头端活动性差或推送时有阻力，不要强行推进或者旋转导管。

## 四、微导管嵌顿

### (一)原因

钙化病变、慢性闭塞、支架梁钳夹微导管、操作不规范或暴力操作。

### (二)处理

(1)从微导管旁送入指引导丝，在沿指引导丝送入球囊扩张嵌顿处病变后退出微导管。

(2)将指引导管或延长导管深插，尽量靠近嵌顿段后回撤导管。可能导致血管和支架梁损伤，须小心操作。

### (三)预防

微导管嵌顿易导致其断裂，如发生回撤困难，不可暴力回撤，否则容易导致指引导管深插损伤冠脉和使导管断裂。

## 五、头端断裂

### (一)原因

微导管嵌顿，继续用力回撤或旋转导管，动作粗暴或不规范。

### (二)危害

导管断端可导致血栓形成和急性冠状动脉闭塞，可引起患者心肌梗死、恶性心律失常甚至死亡。

### (三)处理

尽可能取出断裂的微导管，如不能取出，植入支架使断裂的微导管贴壁。尝试取出断裂的微导管时有导致冠脉损伤的可能，应十分小心。应在要撤出断裂微导管的血管内送入另一根指引导丝(断裂的微导管外)，如发生冠脉夹层、穿孔等严重并发症应迅速植入支架。撤出断裂微导管必然会延长介入操作时间，注意确保足够的抗凝力度，预防血栓形成。

#### 1. 指引导丝缠绕术

微导管头端脱载于冠状动脉内，指引导丝保留在微导管内时，经指引导管插入1~2根指引导丝，通过同一旋钮同时旋转指引导丝，使其远段互相缠绕；轻柔旋转并持续回撤指引导丝，将微导管完全撤入指引导管内，然后将这个系统撤出体外。

#### 2. 抓捕技术

微导管头端脱载于冠状动脉内，指引导丝保留在微导管内时，沿指引导丝送入抓捕器将断裂微导管撤出。适合于在大血管近段或延伸到主动脉根部断裂的微导管，可用平行导丝技术抓捕。

3. 延长导管技术

微导管头端脱载于冠状动脉内，指引导丝保留在微导管内时，沿指引导丝将延长导管送至微导管近端，预置直径 2.0 mm 的球囊于延长导管内；固定指引导丝和球囊，小心推送延长导管，使断裂导管尽可能多地进入延长导管内；小心推送球囊至延长导管头端，扩张球囊锚定断裂导管，然后将这个系统撤出体外。

4. 钳夹技术

活检钳夹，适合于近端大口径血管。

5. 支架挤压术

如不能取出微导管，在断裂的微导管上植入支架使之贴壁。

6. 其他

必要时行外科手术。

### (四) 预防

微导管嵌顿是断裂的预兆，一旦发生微导管回撤困难，严禁暴力牵拉，术者需冷静思考，谨慎决策，在断裂之前将微导管完整取出体外。一旦发生微导管嵌顿，术者应仔细权衡患者的临床状态(是否存在血流动力学障碍或缺血)、微导管断裂的位置及对供血的影响，采取介入方法、支架挤压术或外科手术取出。

## 第三节　旋磨头嵌顿

### 一、原因

旋磨头嵌顿是旋磨术中非常严重的并发症，通常是操作不规范引起的。

(1) 操作手法不正确。

(2) 单次旋磨时间过长。

(3) 转速过低。

(4) 推送旋磨头用力过猛。

(5) 旋磨头在病变中间停顿。

(6) 旋磨头离病变太近，推送旋磨头的力量未完全释放，在旋磨中启动旋磨头时，旋磨头会突然弹进病变内，从而出现嵌顿(尤其是直径为 1.25 mm 的旋磨头)。

(7) 在已发生明显夹层的病变中进行旋磨。

(8) 在严重成角病变中进行旋磨。

### 二、处理

(1) 先尝试将旋磨头前送及后退撤出。

(2) 将旋磨转速切换为低速，尝试低速启动旋磨头，启动时先向前推送然后回撤，如无启动可交替尝试低速或高速启动。

(3)尝试把旋磨导丝和旋磨头一起拉出，操作时要注意指引导管发生相对运动，不要损伤冠状动脉开口。

(4)将旋磨头推送至病变远端，重新再送一根指引导丝至病变远端，将囊送球至嵌顿处及病变近端扩张，然后尝试将旋磨头拉出。如球囊不能扩张病变，尝试采用双指引导管法+冲击波球囊导管成形术：送入指引导管并沿该指引导管送入指引导丝和冲击波球囊，震碎钙化病变再撤出旋磨头。

(5)将旋磨导管和推进器断开，逆时针旋转旋磨导管20圈解除旋磨顺时针旋转时产生的张力，然后将旋磨系统撤出。

(6)如仍无法撤出，可将旋磨导管尾端剪断，送入5F in 6F指引导管；将导管头端推送至旋磨尾端，在5F in 6F导管支持下将旋磨系统退出，也可试用延长导管。

(7)若以上方式均无法解决，应立即寻求外科医生会诊。

## 三、预防

(1)进行体外测试，助手握住指引导丝尾端感觉指引导丝是否移动、旋转、震动。

(2)选择直径大一号的指引导管，兼顾同轴性和支撑力，同轴性更重要。

(3)小心操作旋磨导丝，保证旋磨导丝全程没有折痕、弯曲，并保证旋磨导丝无血迹、造影剂等黏附。

(4)低速旋转推送旋磨头至体内，防止第一次启动时旋磨头跳跃。

(5)第一次旋磨要求推送力量小、旋磨时间短、距离短，感知病变性质。助手轻握旋磨导丝尾部，如旋磨导丝转动、振动、前后移动，需要检查系统，找出原因，做出相应调整。

(6)啄木鸟式旋磨：旋磨头的启动、停止均要在靶病变近端，前推力量要小(指引导管无明显后退、指引导丝无前后移动；阻力增大、振动、有黏涩感时，迅速后撤旋磨头；推送旋磨头时不改变血管走行)，后退要快，轻进快退，旋磨头和病变接触时间要短。

(7)分段旋磨：充分旋磨病变近段后，再逐步推进。

## 知识拓展

### 经皮冠状动脉腔内冲击波球囊导管成形术

冠状动脉钙化病变是心血管介入医师所面临的主要挑战之一，尤其是伴有扭曲、成角、弥漫长病变的严重钙化病变，其手术风险高、并发症多、手术失败率较高。钙化病变的处理方法较多，如普通球囊扩张术、高压球囊扩张术、切割球囊扩张术、棘突球囊扩张术、准分子激光冠状动脉斑块消蚀术、冠状动脉旋磨术等。因传统技术成功率不高(如各种球囊扩张术)或并发症较多、操作复杂(冠状动脉旋磨术)，操作相对简单、安全性好和成功率高的经皮冠状动脉腔内冲击波球囊导管成形术(IVL)便应运而生，该技术分别于2018年和2021年在欧洲和美国上市，于2022年5月在中国获批上市。为增加介入医生对该技术的了解，本节对该技术进行简介。

对轻度、表浅钙化病变可使用普通球囊扩张术，然而普通球囊扩张术对于治疗中、重度钙化病变成功率低，并发症发生率高。轻、中度钙化病变在预扩张时也可选择高压球囊、切割球囊或棘突球囊，然而对于治疗弥漫、不规则、严重偏心，严重成角、扭曲等严重钙化病变成功率低、并发症发生率高。准分子激光冠状动脉斑块消蚀术，适合于轻中度钙化病变，但治疗严重钙化病变的成功率低。冠状动脉旋磨术是治疗钙化病变的主要技术之一，主要适应证是血管内膜严重钙化的病变及球囊无法通过或无法充分扩张的病变。旋磨术对术者技术要求较高，并发症的发生率也较高，其主要并发症有冠状动脉痉挛、慢血流、无复流现象、冠状动脉夹层、冠状动脉穿孔、心动过缓及房室传导阻滞、旋磨器械的损坏等。

IVL 源自泌尿系统结石治疗的碎石原理，采用声压力波高效和安全地震松或震裂浅表与深层钙化组织，且不影响血管内膜完整性。该技术已通过一系列研究，疗效得到证实：在安全、有效治疗严重钙化病变的同时，能够大幅缩减手术时间，降低手术风险，也是目前唯一能治疗深层钙化病变的技术。而且该技术操作方法与普通球囊相似，操作相对简单，学习曲线短(图 4-7 和图 4-8)。

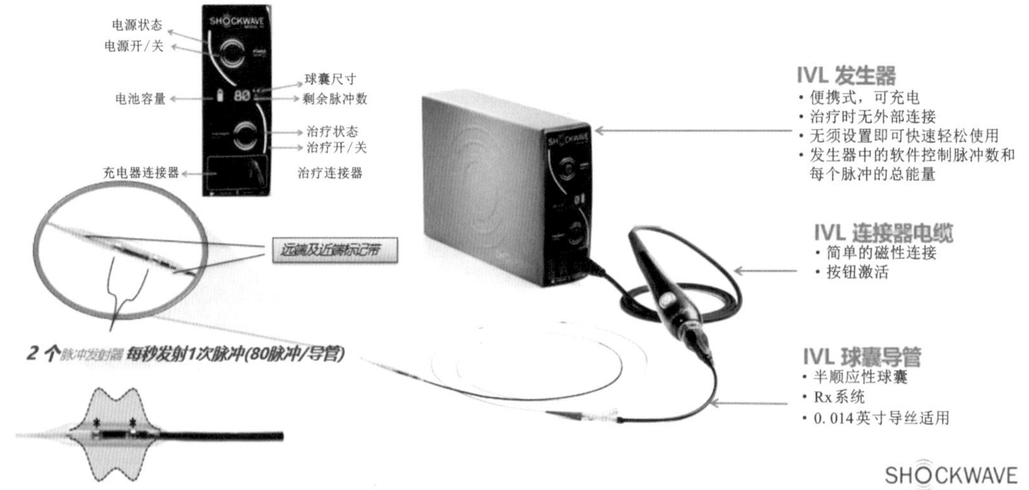


**图 4-7　冲击波球囊系统的组成**

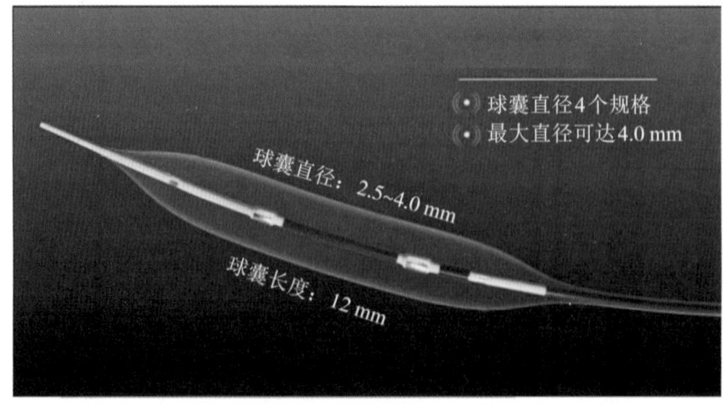


常见的规格有 2.5 mm×12 mm、3.0 mm×12 mm、3.5 mm×12 mm、4.0 mm×12 mm。

**图 4-8　冲击波球囊的结构**

IVL在中国、美国和欧洲获批的适应证均为原发冠状动脉钙化狭窄性病变，随着临床应用的增多，在合并钙化病变的急性冠状动脉综合征、无保护左主干病变、慢性闭塞病变、支架膨胀不良等复杂病变领域也产生了较多的循证学证据。IVL适用于几乎所有病理类型的严重钙化病变，如环形、偏心性、局灶性、弥漫性钙化、扭曲成角、分叉及开口的钙化病变。对于球囊扩张术、旋磨术、准分子激光术等无法处理或处理不成功的钙化病变，IVL同样有效，可作为首选。

使用时选择球囊直径：正常参考血管直径=1∶1的冲击波球囊，用压力泵将装有生理盐水+对比剂(1∶1)溶液的球囊抽真空数次，直至完全排空球囊导管内的空气。沿0.014英寸导丝推送球囊到靶病变部位，用压力泵充盈至4 atm后释放脉冲，每释放完1个周期后(即10个脉冲，每个球囊可使用8个周期)，将球囊导管充盈至6 atm扩张靶病变。如未充分扩张靶病变，可再次释放脉冲治疗；需要注意的事项：①IVL球囊在使用过程中，球囊内会产生气泡，所以在每两个治疗周期间，在给球囊泄压的同时，需要注意排空球囊中的气泡；②如病变较长，则在两次或多次串联释放脉冲治疗时，每次串联应重叠2 mm以上，避免地理丢失；③在触发冲击波脉冲的时候，应密切观察透视下球囊形态改变以及压力泵充盈压的动态变化。

临床工作中，IVL可联合多种技术治疗钙化病变。如冲击波球囊导管难以通过的病变，可使用旋磨术先销蚀部分钙化斑块，再行IVL；而在球囊扩张术、旋磨术或准分子激光术处理钙化病变后，如效果欠佳，也可使用IVL进一步处理；同样，IVL处理后的钙化病变，视病变情况可使用切割球囊、高压球囊或棘突球囊进一步处理，以期获得更好的预处理效果。

冲击波球囊导管成形术的禁忌证主要包括：①导丝或冲击波球囊不能通过病变；②桥血管病变；③血栓性病变；④单一冠状动脉供血；⑤造影提示病变部位存在夹层。

## 典型病例

病例1：患者，男性，64岁，因反复心悸、胸闷10余年，气急1月余入院。曾在RCA、LCX各植入1枚支架，后因右冠支架狭窄，于右冠再次植入支架。1个月前患者胸闷、心悸再发并有活动时气急。诊断：①冠心病 冠状动脉支架植入术后；②2型糖尿病；③高血压病。造影提示右冠再次狭窄，IVUS提示支架膨胀不全，膨胀不全处血管可见明显钙化(图4-9)。

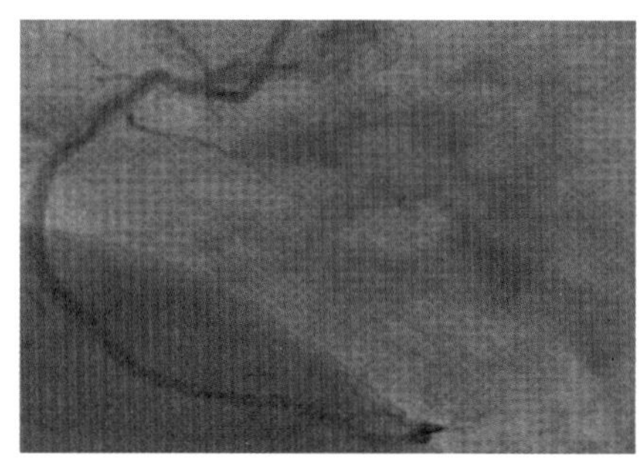

(a) 右冠支架内再狭窄再次植入支架，支架内再次狭窄

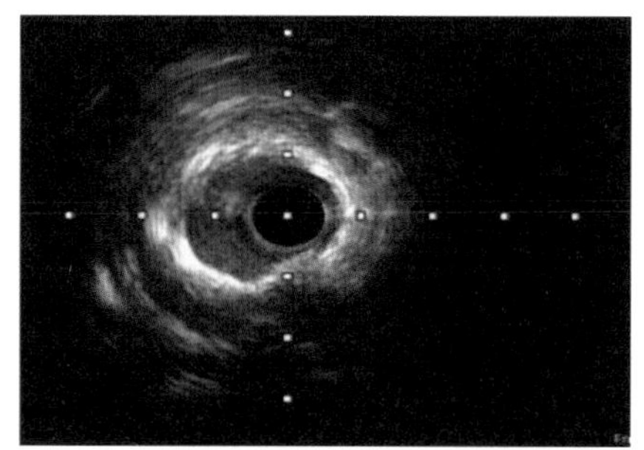

(b) 血管壁钙化，支架膨胀不全

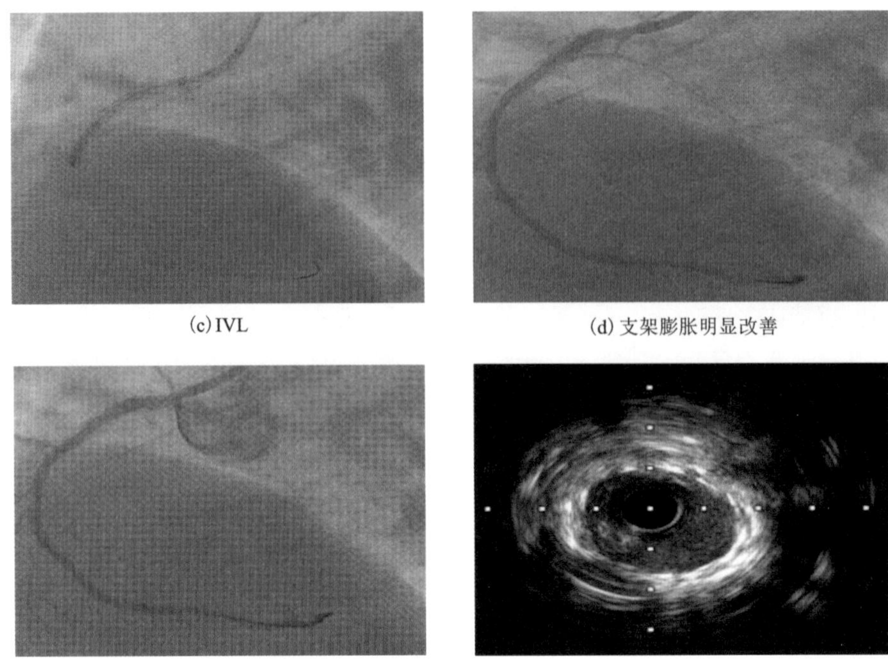

(c) IVL　　(d) 支架膨胀明显改善

(e) 高压球囊反复后扩张，结果满意　　(f) IVUS 提示支架膨胀良好

**图 4-9　病例 1 旋磨头嵌顿术中所见**

病例 2：患者，女性，70 岁，因胸闷 3 年、加重 1 月入院。诊断：①冠心病 不稳定型心绞痛；②高血压病 3 级。冠脉造影：前降支严重钙化，弥漫性狭窄 95%，回旋支狭窄 90%，右冠无明显狭窄。行前降支 PCI。XT-A 艰难通过前降支病变到达远端，有 4 枚规格为 1.0 mm×10 mm 的球囊进行“爆破技术”不能撬开前降支中段病变，微导管 corsair 及 finecross 均不能通过前降支中段，finecross 抵住病变处，送旋磨导丝到达前降支远段。用直径为 1.25 mm 的球囊旋磨多次通过钙化病变，术中患者出现低血压、胸痛，予以去甲肾上腺素维持其血压。送入多个普通球囊、高压球囊、切割球囊均不能扩张中段钙化病变，IVUS 提示为 360°钙化环。送入 3.5 mm×12 mm 冲击波球囊震碎钙化环，顺利植入支架（图 4-10）。

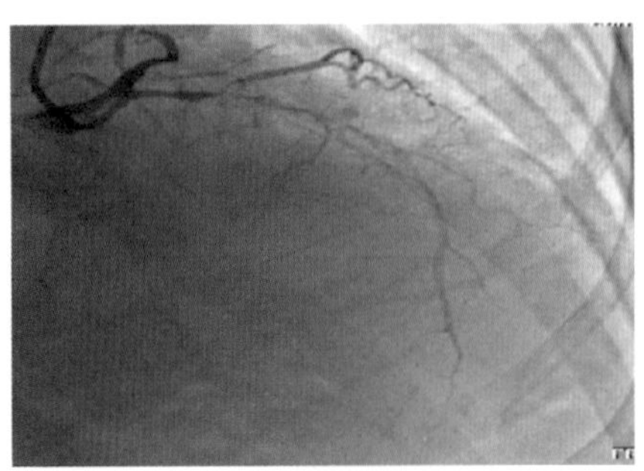

(a) 前降支严重狭窄、钙化

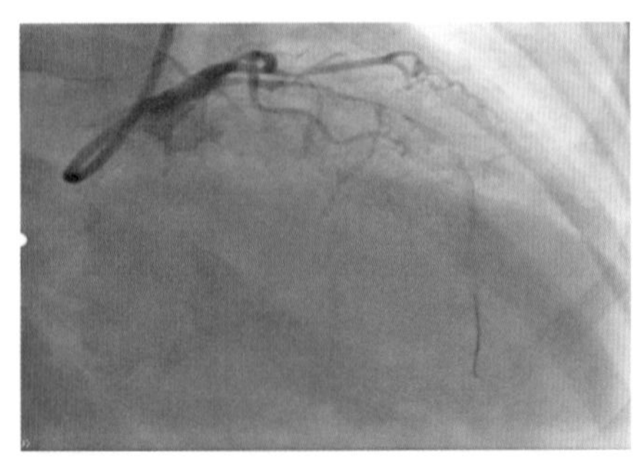

(b) 球囊不能扩张病变、微导管不能通过

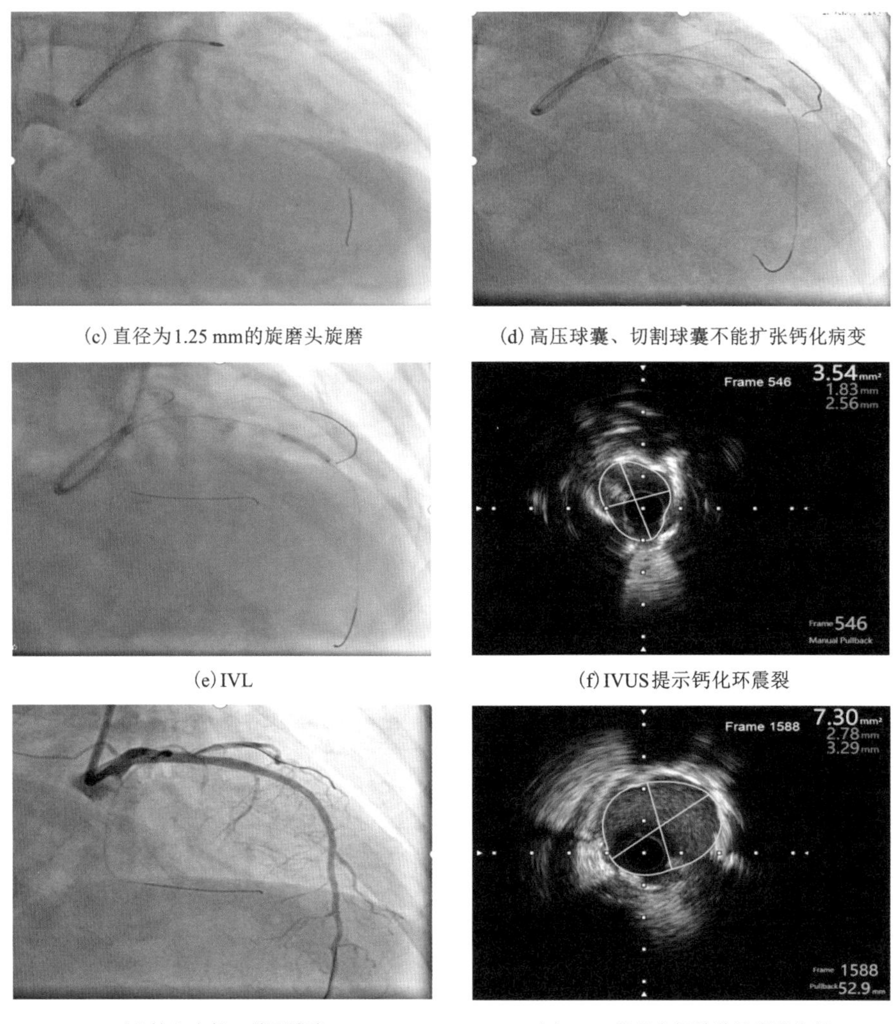


(c) 直径为1.25 mm的旋磨头旋磨　　(d) 高压球囊、切割球囊不能扩张钙化病变

(e) IVL　　(f) IVUS提示钙化环震裂

(g) 植入支架，效果满意　　(h) IVUS提示支架贴壁及膨胀良好

**图 4-10　病例 2 旋磨头嵌顿术中所见**

# 第四节　球囊并发症

## 一、球囊不能回抱

### (一) 原因

术中过度用力牵扯球囊，在球囊与推送杆之间的连接段形成单向活瓣；球囊质量缺陷等。

### （二）处理

由于球囊不能回抱，患者冠脉血流中断，如不能回抱的球囊位于冠状动脉主支，患者可出现心绞痛、心肌梗死、心律失常、低血压甚至休克等严重的临床情况。

（1）密切观察患者的症状、体征，有无心电图变化和心律失常。

（2）必要时给予患者抗心律失常药物、血管活性药物等。

（3）尝试从不能回抱的球囊旁送入指引导丝，并用 1.5 mm×15 mm 球囊扩张挤压不能回抱的球囊，使球囊内造影剂排空、释放压力。

（4）尝试在微导管支撑下使用硬指引导丝（Gaia3、Conquest Pro 等）的头端或尾端刺破球囊，但头端往往不能刺破球囊。而尾部较锐利，但透视下显影不清晰，很容易刺破冠状动脉，且尾部必须对准球囊，力度较大时才能刺破球囊，因此不易成功。

（5）再次高压扩张球囊后尝试排空球囊（可能需要逐步提高压力扩张、反复尝试）。

（6）如果反复高压扩张和回抽不能释放球囊压力，可以加压至球囊爆破压，使球囊破裂、释放压力。但球囊破裂后可能导致冠状动脉穿孔甚至心包压塞，危及患者生命，故该方法有很高的危险性。尝试爆破球囊前，应做好冠状动脉穿孔的应急预案：将指引导丝送至不能回抱的球囊近段甚至到达冠状动脉远端（如可能，沿指引导丝送入封堵穿孔需使用的球囊），并准备覆膜支架及心包穿刺的物品（胸前区消毒备用，准备相应器械）等，必要时准备使用双指引导管技术（“乒乓技术”）。

（7）将 5F in 6F 或者 4F in 6F 子母导管中的子导管头端剪断 3~5 mm 露出钢丝，将不能回抱的球囊杆的尾部折断，沿着球囊杆推送子导管至球囊近端后，边回撤不能回抱的球囊，边推送子导管，利用子导管头端外露的钢丝将不能够回抱的球囊刺破，球囊释放压力后与子导管一同撤出。

（8）如上述方法无效，或血流动力学不稳定，应立即请心胸血管外科医生会诊，通过外科手术取出。

### （三）预防

轻柔操作，避免过度用力牵扯球囊。

## 二、球囊杆断裂

球囊包括非顺应性球囊（高压球囊）、半顺应性球囊、支架球囊、切割球囊、乳突球囊、双导丝球囊等。各类球囊的总体结构基本相同，分为球囊尖端、球囊、连接段、推送杆等。球囊与推送杆的连接处是易断裂部位。

### （一）原因

（1）取出和推送球囊或支架时，球囊杆折弯而未在意，或球囊杆折弯后术者将其捋直后继续使用。

（2）球囊反复扩张或单次高压力扩张后，球囊回抱差，但继续使用该球囊。

（3）指引导管不同轴，推送或回撤球囊、支架不顺利而暴力推送或回撤球囊支架。

（4）指引导管内有多套器械或多根指引导丝相互缠绕，摩擦力大，强行推送或回撤球囊、支架。

（5）在重度狭窄、钙化、成角、迂曲病变中，未充分预处理病变（用从小直径到大直径的球囊逐步扩张、旋磨、冲击波球囊导管成形术等）或未使用双导丝技术、延长导管改善球囊或支架输送能力，而暴力推送或回撤球囊、支架通过病变。

（6）预扩张球囊或释放支架后，造影剂未充分排空，暴力回撤球囊或支架。

（7）支架释放后，在排空球囊过程中球囊进入支架网眼或支架外，用力回撤支架、球囊导致球囊杆断裂。

（8）试图送入支架不成功，支架部分或完全被卡住，继续强行回撤。

（9）球囊或支架推送系统质量问题。

### （二）诊断

推送球囊或支架时，球囊或支架不能送入；回撤球囊或支架时，阻力突然消失，应警惕球囊杆断裂的可能性。

### （三）处理

一旦有球囊杆断裂的可能，应保持指引导管及指引导丝的稳定，避免指引导管及指引导丝脱位。

（1）如断裂的球囊完全在指引导管内，将指引导管、指引导丝、球囊或支架整体退出。

（2）如断端部分在指引导管内，送入指引导丝并送入与指引导管直径相近的球囊，高压扩张球囊将球囊杆残端和导丝牢固地固定在指引导管内，在透视下缓慢整体回撤。

（3）如断端全部不在指引导管内，且部分或全部位于主动脉、外周动脉内，经股动脉送入 7F 或 8F 指引导管后，尝试送入抓捕器或活检钳抓住断端并撤出。

（4）如断端全部在冠状动脉内，送入 6F 延长导管至球囊杆断裂以远，然后送入相应直径的球囊高压扩张，将球囊杆残端和指引导丝牢固地固定在指引导管内，在透视下缓慢整体回撤。

（5）必要时通过外科手术取出。

### （四）预防

（1）推送和回撤球囊或支架有困难时，应寻找原因，避免暴力操作。

（2）选择合适的指引导管，保证指引导管的同轴性，复杂病变宜选择大腔指引导管。

（3）处理严重迂曲、成角、钙化病变时，应用双导丝技术、延长导管、锚定球囊技术等改善球囊或支架输送能力。

（4）轻柔取出球囊或支架、充分打开 Y 阀后再推送及回撤球囊或支架，避免球囊杆折弯和拉断。

（5）球囊回撤困难时，应避免暴力回撤，可采取以下措施：①低压力扩张球囊后再次回撤；②深插指引导管，与球囊整体回撤；③剪断球囊尾端，送入延长导管，与延长导管整体回撤。

(6)待球囊扩张后的造影剂充分排空再回撤球囊。

(7)在有严重迂曲、成角、钙化病变植入支架前，充分预处理病变部位。

(8)在严重迂曲、成角、钙化的病变部位植入支架时，优先考虑植入短支架。

## 参考文献

[1] BLOCA P C, OCKEME I, GOLLBERG R T, et al. A Prospective Randomized Trial of Outpatient versus Inpatient Cardiac Catheterization[J]. N Engl J Med, 1988, 319(19): 1251-1255.

[2] 戴军，姚民，乔树宾，等. 经右桡动脉行冠状动脉造影3005例——操作失败及并发症原因分析[J]. 中国循环杂志，2004，19(6)：175-177.

[3] HARTZLER G O, RUTHERFORD B D, MCCONAHAY D R. Retained percutaneous transluminal coronary angioplasty equipment components and their management[J]. Am J Cardiol, 1987, 60(16): 1260-1264.

[4] TANIGUCHI N, MIZUGUCHI Y, TAKAHASHI A, et al. Longitudinal stent elongation during retraction of entrapped jailed guidewire in a side branch with balloon catheter support: a case report[J]. Cardiovasc Revasc Med, 2015, 16(1): 52-54.

[5] 杨志健. 冠心病介入诊疗[M]. 南京：江苏科学技术出版社，2000.

[6] 尹作民，李长江，滕军，等. 经桡动脉途径急诊介入治疗ST段抬高急性心肌梗死的临床研究[J]. 中国医药，2009，4(3)：167-168.

[7] KIM T J, KIM J K, PARK B M, et al. Fatal subacute stent thrombosis induced by guidewire fracture with retained filaments in thicoronary artery[J]. Korean Circ J, 2013, 43(11): 761-765.

[8] JUDKINS M P. Selective coronary arteriography I A percutaneous transfemoral technic[J]. Radiology, 1967, 89(5): 815-824.

[9] 王伟民，霍勇，葛均波. 冠状动脉钙化病变诊治中国专家共识[J]. 中国介入心脏病学杂志，2021，29(5)：251-259.

[10] ITURBE J M, ABDEL-KARIM A R, PAPAYANNIS A, et al. Frequency, treatment, and consequences of device loss and entrapment in contemporary percutaneous coronary interventions[J]. J Invasive Cardiol, 2012, 24(3): 215-221.

[11] 周景昱，吕安林，贾国良，等. 经桡动脉与经股动脉两种途径冠心病介入治疗的对比研究[J]. 心脏杂志，2003，15(3)：255-258.

[12] TATLI E. Guidewire Fracture during Crossing A Chronic Coronary Total Occlusion: A Troublesome Experience[J]. International Journal of Clinical Cardiology, 2015, 2: 1-3.

[13] 柏战，杨颖，陈满新，等. 经桡动脉途径和经股动脉途径行冠脉介入诊疗术的对比分析[J]. 中国基层医药，2009，16(12)：2248-2249.

[14] PARK S H, RHA S W, HER K. Retrograde guidewire fracture complicated with pericardial tamponade in chronic total occlusive coronary lesion[J]. Int J Cardiovasc Imaging, 2015, 31(7): 1293-1294.

[15] 韩雅玲，王祖禄，朱鲜阳. 规避陷阱：心血管疾病介入并发症防治攻略[M]. 北京：人民卫生出版社，2016.

[16] BACH R, ESPINOLA-KLEIN C, OZBEK C, et al. Komplikationen nach Koronarangiographie und Ballondilatation[J]. Dtsch Med Wochenschr, 1994, 2: 72-74.

[17] PARK S H, RHA S W, HER K. Retrograde guidewire fracture complicated with pericardial tamponade in chronic total occlusive coronary lesion[J]. Int J Cardiovasc Imaging, 2015, 31(7): 1293-1294.

[18] ALOMARI L, SNIDER R, PONCE S, et al. Entrapped devices after PCI[J]. Cardiovasc Revasc Med, 2014, 15(3): 182-185.

[19] SINGH D, DARBARI A. Retrieval of trapped and broken guide wire with immediate rescue off-pump coronary bypass surgery[J]. Interact Cardiovasc Thorac Surg, 2014, 19(3): 529-531.

[20] SURHONNE P S, MAHLA H, BHAIRAPPA S, et al. Successful retrieval of fractured pressure wire tip (FFR) by hybrid technique[J]. J Saudi Heart Assoc, 2015, 27(2): 118-122.

[21] TAMCI B, OKAN T, GUNGOR H, et al. Stent entrapment and guide wire fracture during percutaneous coronary intervention in the same patient[J]. Postepy Kardiol Interwencyjnej, 2013, 9(2): 190-193.

[22] KARABAY K O, BAGIRTAN B. Broken guidewire fragment[J]. Int J Angiol, 2012, 21(4): 241-242.

[23] 王伟民，霍勇，葛均波. 冠状动脉钙化病变诊治中国专家共识[J]. 中国介入心脏病学杂志，2014，22(2)：6973.

[24] KIM T J, KIM J K, PARK B M, et al. Fatal subacute stent thrombosis induced by guidewire fracture with retained filaments in the coronary artery[J]. Korean Circ J, 2013, 43(11): 761-765.

[25] 周玉杰，霍勇，卢才义，等. 心脏介入治疗疑难问题：造影剂[M]. 北京：中国协和医科大学出版社，2005.

[26] EDES I F, RURSA Z, SADO G, et al. Clinical predictors of mortality following rotational atherectomy and stent implantation in high-risk patients: A single center experience[J]. Catheter Candiovase Interv, 2015, 86(4): 634-641.

[27] 葛雷，秦晴，陆浩，等. 高频旋磨在冠状动脉钙化病变中的应用：单中心经验[J]. 中国介入心脏病学杂志，2014，22(2)：74-78.

[28] LINDSAY A, CHITKARA K, DI MARIO C. Complications of Percutaneous Coronary Intervention The Survival Handbook[M]. 石宇杰等译. 天津科技翻译出版公司，2020.

[29] WAńHA W, TOMANIAK M, WAńCZURA P, et al. Intravascular lithotripsy for the treatment of stent underexpansion: The multicenter IVL-DRAGON registry[J]. Journal of Clinical Medicine, 2022, 11(7): 1779.

[30] 王伟民，霍勇，葛均波，等. 经皮冠状动脉腔内冲击波球囊导管成形术临床应用中国专家建议[J]. 中国介入心脏病学杂志，2023，31(9)：641-649.

# 第五章　药物并发症

## 第一节　碘对比剂诱导的急性肾损伤

碘对比剂诱导的急性肾损伤(contrast-induced acute kidney injury, CI-AKI)，以往也被称为对比剂肾病(contrast induced nephronpathy, CIN)，目前尚无统一的定义。2018 年欧洲泌尿生殖放射学会对其定义为：在没有手术、肾毒性药物等因素的影响下，使用对比剂后 48 h 内出现的任何急性肾损伤，即血清肌酐值较基线期水平升高 0. 3 mg/dL(26. 5 μmol/L)以上或为基线期水平的 1. 5 倍以上。少数患者 CI-AKI 发生在应用对比剂 72 h 之后。

### 一、原因

#### 1. 患者因素

包括慢性肾病、女性、高龄、心源性休克、低血压、高血压、贫血、糖尿病、高尿酸血症、ST 段抬高心肌梗死、心力衰竭、围术期出血等。其中慢性肾病是最重要的危险因素。当对比剂应用剂量与估算的肾小球滤过率(eGFR)的比值>3. 7 时，CI-AKI 发生的风险明显增加。

#### 2. 碘对比剂类型

为离子型高渗碘对比剂。

#### 3. 碘对比剂剂量

用量增加及短时间内(48～72 h)重复使用碘对比剂。

#### 4. 其他药物

患者同时使用氨基糖苷类抗生素、非甾体抗炎药、甲氨蝶呤、两性霉素 B 等肾毒性药物。

### 二、风险评估

使用碘对比剂前，进行风险评估，多采用 Mehran 危险分层法(表 5-1、表 5-2)。

**表 5-1　Mehran 危险分层评分方法**

| Mehran 危险分层 | 评分/分 |
| --- | --- |
| 收缩压<80 mmHg 至少 1 h，需要应用升压药物者 | 5 |
| 造影前 24 h 内需要使用主动脉内球囊反搏者 | 5 |
| NYHA 心功能分级为Ⅲ级或Ⅳ级，或存在肺淤血者 | 5 |
| 年龄>75 岁者 | 4 |
| 贫血[红细胞比容：<36%(女)或<39%(男)] | 3 |
| 糖尿病患者 | 3 |
| 对比剂量(每 100 mL 对比剂) | 1 |
| 肾功能不全者 | |
| 造影前 *SCr* 值>133 μmol/L | 4 |
| 基础 eGFR>40~60 mL/(min · 1.73m$^2$) | 2 |
| 基础 eGFR 为 20~40 mL/(min · 1.73m$^2$) | 4 |
| 基础 eGFR<20 mL/(min · 1.73m$^2$) | 6 |

**表 5-2　Mehran 危险分层临床意义**

| 风险评分/分 | CI-AKI 风险率/% | 透析风险率/% |
| --- | --- | --- |
| 0~5 | 7.5 | 0.04 |
| 6~10 | 14.0 | 0.12 |
| 11~16 | 26.1 | 1.09 |
| >16 | 57.3 | 12.6 |

## 三、处理

### 1. 血液透析

病情严重危及生命、有透析指征者予透析治疗，不常规透析。

### 2. 其他

利尿剂、多巴胺、利钠肽等效果不明确。

## 四、预防

### 1. 水化

水化治疗是目前公认的预防 CI-AKI 的有效措施，静脉(首选)或口服生理盐水和碳酸氢钠进行水化。不同指南推荐的水化治疗方案有所差别(表 5-3)。目前较为推荐的水化方案为术前 3~12 h 及术后 12~24 h 静脉滴入 0.9%氯化钠溶液 1.0~1.5 mL/(kg · h)。有左心功能不全的患者需防止容量负荷过重，可减至半量。

**表 5-3　国内外指南推荐的水化方案**

<table>
<tr><th>患者</th><th>指南</th><th>造影前</th><th>造影后</th></tr>
<tr><td rowspan="4">住院患者</td><td rowspan="4">2010 年预防 CI-AKI 的快速手册<br>2017 年美国放射学会指南<br>2018 年欧洲心肌血管重建指南<br>2018 年欧洲泌尿生殖放射学会指南</td><td>扩容对 eGFR<60 mL/(min·1.73m$^2$)的患者尤为重要<br>①造影前 12 h，以 1 mL/(kg·h)的速度予以 0.9%氯化钠溶液或 154 mmol/L 碳酸氢钠溶液；<br>②造影前 6~12 h 以 100 mL/h 的速度输注 0.9%氯化钠溶液</td><td>①维持 12 h<br>②继续输注 4~12 h</td></tr>
<tr><td>对于慢性肾脏病 3b 期和 4 期的患者，如估计碘对比剂剂量>100 mL，造影前 12 h，以 1 mL/(kg·h)的速度输注 0.9%氯化钠溶液[如果左心室射血分数<35%或纽约心脏病协会分级>Ⅱ级输注速度则为 0.5 mL/(kg·h)]</td><td>继续输注 24 h</td></tr>
<tr><td>静脉注射碘对比剂或二级暴露的动脉注射碘对比剂：<br>①造影前 1 h 以 3 mL/(kg·h)的速度输注 1.4%碳酸氢钠溶液(将浓度为 154 mmol/L 的碳酸氢钠溶液溶入 5%葡萄糖溶液)<br>②造影前 3~4 h 以 1 mL/(kg·h)的速度输注生理盐水</td><td>①无推荐<br>②继续输注 4~6 h</td></tr>
<tr><td>一级暴露的动脉注射碘对比剂：<br>①造影前 1 h 以 3 mL/(kg·h)的速度输注 1.4%碳酸氢钠(154 mmol/L 溶入 5%葡萄糖溶液)<br>②造影前 3~4 h 以 mL/(kg·h)的速度输注生理盐水</td><td>①以 1 mL/(kg·h)的速度继续输注 4~6 h<br>②继续输注 4~6 h</td></tr>
<tr><td rowspan="3">门诊患者</td><td rowspan="3">2010 年预防 CI-AKI 的快速手册<br>2014 年欧洲心脏病学会心胸手术指南<br>2018 年欧洲心肌血管重建指南</td><td>造影前 1 h 以 3mL/(kg·h)的速度予以 0.9%氯化钠溶液或 154 mmol/L 碳酸氢钠溶液</td><td>维持 6 h</td></tr>
<tr><td>无法预先水化的患者先静脉注射 250 mL 生理盐水(如左心室功能不全降至 150 mL)，后静脉注射呋塞米剂量为 0.25~0.50 mg/kg，当患者尿量>300 mL/h 可进行冠状动脉操作</td><td>维持 4 h</td></tr>
<tr><td>造影前 1~3 h 输注 0.9%氯化钠溶液</td><td>继续输注至 6 h</td></tr>
</table>

2. 控制对比剂的应用剂量

控制对比剂剂量是预防 CI-AKI 发生的重要方法。①用最少的碘对比剂和最合适的体位高质量地完成造影，尽量避免重复和不必要的体位和造影；②低风险患者对比剂总量控制在 400 mL 以内，复杂病变应考虑分次进行手术；③慢性肾病肾功能不全患者，最大使用剂量可参考公式：[5 mL×体重(kg)/血清肌酐(mg/dL)](不超过 300 mL)，或不超过 3.7

倍肌酐清除率。CI-AKI 中高风险的患者可在 IVUS 或 OCT 指导下行冠状动脉支架植入术，最大限度地减少对比剂的使用。应用碘对比剂患者的管理见图 5-1。

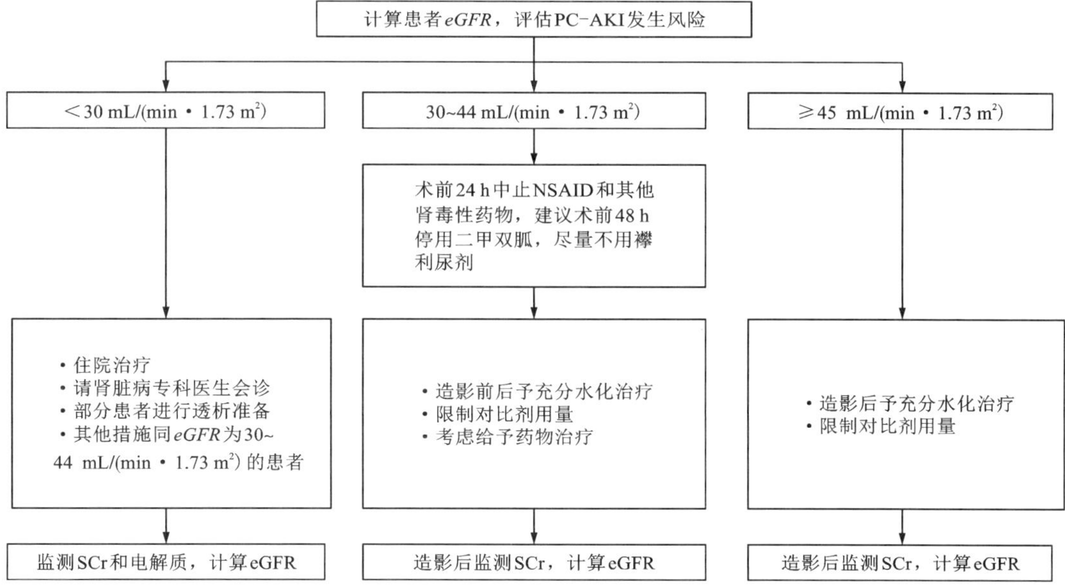


**图 5-1 应用碘对比剂患者的管理流程图**

### 知识拓展

诊断性冠状动脉造影一次推注 3~4 mL 对比剂即可显示冠状动脉血管床，粗大的血管推注 4~6 mL 对比剂多能显示血管床；在 PCI 术中，通常 2~3 mL 造影剂就可较好显影分支、开口和测量病变长度以及进行支架或球囊的定位；观察侧支循环时造影剂用量应少于 4 mL。

适当加大力量推注造影剂能提高显影质量，并能减少造影剂用量。在支架或球囊定位时，可采用推注造影剂 1~2 mL 后延长曝光时间的方法。利用骨骼和肺纹理或指引导丝与病变的相对位置作为球囊和支架的定位参考也是减少造影剂用量的重要方法。

3. 选择对比剂的类型

选用低渗或等渗对比剂。

4. 抗氧化治疗

N-乙酰半胱氨酸、他汀类药物、维生素 C、RAAS 抑制剂均效果不明确。

5. 其他

前列地尔、曲美他嗪、茶碱和重组人 C1 酯酶抑制剂、别嘌呤醇、远端缺血预处理、透析等药物和非药物方案效果均不确定。

## 第二节 肝素诱导的血小板减少症

肝素是目前临床上应用广泛的抗凝药物之一，主要用于心脏外科手术、介入、急性冠脉综合征、外周血栓栓塞、透析和体外循环等治疗。肝素诱导的血小板减少症(heparin-induced thrombocytopenia, HIT)是由肝素类药物引起，并由免疫反应介导的一种以血小板减少和血小板活化为特征的促血栓形成性疾病。HIT可伴或不伴有血栓形成，其中伴有血栓形成称为肝素诱导的血小板减少伴血栓形成综合征(HITTS)。

## 一、流行病学与危险因素

HIT的发生率在我国尚无流行病学数据，国外报道其发病率为1%~3%，使用低分子肝素(LMWH)预防血栓引起HIT的概率较普通肝素(UFH)要低(0.2%vs3%)。目前临床上UFH大量被LMWH取代，HIT发生明显减少。但是，由LMWH诱导的HIT和UFH诱导的HIT一样严重。影响HIT发生的因素有很多，HIT的发生率与肝素制剂的种类有关，其发生率大小依次为牛肝素>猪肝素>低分子肝素；与接触的人群有关，术后>内科用药>妊娠；与患者性别有关，女性>男性。故是否行血小板监测以及监测强度多大，需要综合考虑这些因素。另外，长时间使用低分子肝素也会增加HIT发生率(28 d>7 d)。相关危险因素见表5-4。

## 二、分型

根据HIT发病机制和临床表现可将其分为两种类型。Ⅰ型HIT即非免疫介导的肝素相关性血小板减少症，发生率为10%~30%，是由肝素与循环血小板直接相互作用形成的，引起血小板聚集和活化造成一过性轻度血小板减少。患者常无明显的临床症状，且血小板计数下降时间较短。无须停用肝素即可恢复，是一种良性过程，并不增加使用患者的血栓栓塞危险。Ⅱ型HIT即免疫介导肝素诱导的血小板减少症。表现为明显的血小板减少(<$100\times10^9$/L)，其病情严重，持续时间较长，可引起患者四肢血管闭塞或危及生命的动、静脉血栓栓塞。

## 三、发病机制

HIT是一种特异性自身免疫性疾病，是由免疫系统对肝素-血小板因子4(platelet factor 4, PF4)复合物的识别所造成的。PF4存在于血小板表面、α颗粒及内皮细胞表面等带高正电荷的蛋白中，它与带负电荷的肝素分子有很高的亲和性。两者结合形成肝素-PF4复合物，使PF4的构象发生改变，产生抗原性，刺激机体产生特异性IgG、IgM和IgA抗体。其中IgG最为重要，IgM和IgA在HIT发病中起的作用甚微。肝素-PF4复合物形成后可结合于血小板表面，而IgG的Fab段对其识别并形成肝素-PF4-IgG复合物，Fc段则通过与自身结合或与邻近的血小板FcγRⅡa受体交联结合，进一步触发自身或邻近血小板活化、引起血小板凝集、释放血栓素，增强凝血反应。而活化的血小板又释放更多的PF4，导致更多肝素-PF4复合物的形成，使上述反应呈几何式放大，最终导致血小板数量下降及高凝状态。同时，抗体也可作用于血管内皮细胞上的肝素-PF4复合物，引起内皮损伤。此外，肝素-PF4抗体复合物还可激活单核细胞而导致组织因子合成及释放增加，进一步加重内皮细胞损伤，增加血栓形成的风险。不同类型患者和肝素暴露情况下HIT发生率如表5-4所示。

表 5-4　不同类型患者和肝素暴露情况下 HIT 发生率

| 患者类型(肝素暴露 4~6 d 或以上) | HIT 发生率/% |
|---|---|
| 外科手术后患者 | |
| 肝素，预防剂量 | 1.0~5.0 |
| 肝素，治疗剂量 | 1.0~5.0 |
| 肝素，冲管 * | 0.1~1.0 |
| LMWH，预防或治疗剂量 | 0.1~1.0 |
| 心脏外科手术患者 | 1.0~3.0 |
| 内科患者 | |
| 癌症患者 | 1.0 |
| 肝素，预防或治疗剂量 | 0.1~1.0 |
| LMWH，预防或治疗剂量 | 0.6 |
| 重症患者 | 0.4 |
| 肝素，冲管 | <0.1 |
| 产科患者 | <0.1 |

注：* 仅有病例报告；LMWH 为低分子肝素。

## 四、临床表现

HIT 的临床表现包括血小板减少症(发生率>95%)、血栓形成(发生率为 35%~75%)、肝素诱导的皮肤损害(发生率为 10%~20%)、急性全身反应(发生率为 25%)、失代偿性弥散性血管内凝血等。

HIT 最常见的表现是血小板减少。典型的血小板减少发生在肝素应用后的 5~14 d。近 3 个月内有肝素治疗史者，可迅速发生血小板减少，原因是体内已经存在抗体。超过 15 d 血小板减少相当罕见，但应警惕。血小板通常下降至正常值以下或者较基础值下降 50%。血小板计数平均为 $60\times10^9$/L，90%的患者血小板计数为($15\sim150$)$\times10^9$/L。当低于 $15\times10^9$/L 时，要考虑其他原因，如其他药物引起的免疫性血小板减少、血小板糖蛋白Ⅱb/Ⅲa 受体抑制剂介导的血小板减少或输血后紫癜。

部分患者同时存在血栓及血小板减少。血栓形成过程是不可预测的，可发生于血小板数量下降至血小板数量恢复至正常的任何阶段。对于应用 UFH 或者 LWMH 的患者如发现新发血栓或原有血栓进展应怀疑 HIT。HIT 相关的血栓可能发生于血管的任何部位，其中静脉血栓并发症是动脉血栓性事件的 4 倍。静脉血栓可累及深静脉、中心静脉置管处和肾上腺静脉等。如发生四肢静脉性坏疽和皮肤坏疽时要立即考虑可能发生 HIT。动脉血栓形成较静脉血栓形成少见，但其后果更严重，更有临床意义，可累及冠状动脉、脑动脉、肠系膜动脉、肾动脉、肢体末端小动脉，可导致肢体和脏器缺血性坏死，甚至死亡。动脉血栓常见于血管受损的情况(如手术、插入导管等)。血小板降低严重(下降超过 90%)的患者发生血栓风险是轻度降低(下降低于30%)患者的8倍。罕见的情况下，血栓形成可不伴有血小板的下降，特别是在患者有非典型表现如皮肤坏疽时。需要强调的是，近期接受肝素治疗的患者如发生无法解释的血栓形成事件，但是无血小板减少也不能除外HIT。

在一些罕见的情况下，HIT可表现为急性系统性反应，患者在静脉注射肝素30 min后出现发热、寒战、心动过速、高血压、呼吸急促等。特殊情况下，可并发弥散性血管内凝血(DIC)，造成纤维蛋白原大量消耗和下降。当患者肝素治疗发生腹痛、低血压、发热并且合并血小板减少时，应该考虑与HIT相关的急性肾上腺皮质功能不全，患者可出现肾上腺危象甚至死亡。

血小板数量已经恢复正常后，患者发生血栓事件的风险仍会继续存在4~6周，这与肝素-PF4抗体的持续活跃有关。肝素-PF4抗体清除的中位时间是85~90 d，但有约35%的患者在1年后血清抗体仍为阳性。

HIT导致的自发出血少见。

## 五、实验室检查

所有接受肝素治疗的患者需常规检查全血细胞计数并复查，观察血红蛋白含量和血小板数量的变化。预测发生HIT风险>1.0%的患者，在用药4~14 d内，至少每隔2~3 d进行血小板数量监测；如已发现血小板下降，需密切监测，每天1~2次。对接受肝素治疗而临床医生预测其HIT风险<1.0%的患者(表5-4)，不建议进行多次血小板数量监测。对于静脉推注肝素30 min内出现全身性、心肺或者神经系统症状的患者，需立刻检测血小板数量。对于在100 d内接受过肝素治疗的患者，应在首次接受肝素治疗前和治疗24 h后分别检测血小板数量。

HIT抗体检测包括混合抗体(IgG、IgA、IgM)检测和特异性抗体IgG检测；HIT混合抗体特异性较低，但敏感性较高，可用于排除诊断；IgG诊断的特异性高，结合临床评估可明确诊断。HIT抗体检测的适应证包括：①4Ts评分为中、高度临床可能性患者(不包括心脏外科手术患者)；②心脏外科术后5~14 d患者血小板计数降至基线值的50%或更低时，尤其伴血栓事件发生的患者。

## 六、诊断

临床诊断：目前临床上主要参考Warkentin's 4Ts评分系统(表5-5)来评价患者HIT发生的可能性。该系统从4个方面对患者进行评分，每项0~2分，将4项得分相加，总分0~3分为低度可能、4~6分为中度可能、7~8分为高度可能。根据评分可决定是否需要进行进一步的实验室检查。4Ts评分诊断HIT的敏感性较高，具有较高的阴性预测值。需注意：①4Ts评分诊断的特异性不足，单纯依赖4Ts评分易造成过度诊断；②4Ts评分对心脏外科手术患者评估不够准确；③4Ts评分应与抗体检测和血小板功能评价联合用于确定诊断；④4Ts评分可能是动态变化的。

HIT抗体结果临床意义：①HIT抗体阴性排除HIT；②中度临床可能性(4~5分)患者，IgG阳性，可基本确诊；③高度临床可能性(6~8分)患者，IgG阳性，可确诊；④心脏外科术前患者HIT抗体检测结果，不能预测术后血栓并发症或死亡风险。临床高度可能性(6~

8 分)患者，应在停用肝素的同时，启动非肝素类药物进行抗凝治疗。已经确诊为 HIT 的患者，血小板计数下降伴 HIT 抗体阳性为急性 HIT；如果血小板计数恢复正常，HIT 抗体仍为阳性，则为亚急性 HIT。

**表 5-5　Warkentin's 4Ts 评分系统**

| 评估要素 | 2 分 | 1 分 | 0 分 |
| --- | --- | --- | --- |
| 血小板减少的数量特征 | 同时具备下列两者：<br>(1)血小板计数减少>50%<br>(2)最低值>20×10⁹/L | 具备下列两者之一：<br>(1)血小板计数减少30%~50%<br>(2)最低值为(10~19)×10⁹/L | 具备下列两者之一：<br>(1)血小板计数减少不超过 30%<br>(2)最低值<10×10⁹/L |
| 血小板减少的时间特征 | 具备下列两者之一：<br>(1)使用肝素时间为 5~10 d<br>(2)再次接触肝素时间≤1 d(在过去 30 d 内曾接触肝素) | 具备下列两者之一：<br>(1)使用肝素时间>10 d<br>(2)使用肝素时间≤1 d(在过去 30~100 d 内曾接触肝素) | 使用肝素时间<5 d(近期未接触肝素) |
| 血栓形成的类型 | 新形成的静、动脉血栓；皮肤坏死；肝素负荷剂量后的急性全身反应 | 进展性或再发生的血栓形成，皮肤红斑，尚未证明的疑似血栓形成 | 无 |
| 其他导致血小板减少症的原因 | 没有 | 可能有 | 确定有 |

## 七、鉴别诊断

血小板减少症或血小板计数显著下降是 HIT 的首要表现，特别是在应用肝素后的 5~14 d，这个时间窗是重要的诊断依据。但同时也应该积极寻找引起血小板减少的其他原因，临床上一旦怀疑 HIT，应排除弥散性血管内凝血、血栓性血小板减少性紫癜、EDTA 诱导的血小板聚集、多种混杂因素情况下的血小板减少、免疫性血小板减少性紫癜、败血症、多器官衰竭及血小板自身抗体、输血和异物反应引起的血小板减少。也应考虑到潜在的药物毒性作用如血小板糖蛋白Ⅱb/Ⅲa 受体拮抗药、抗生素、非类固醇类抗炎药物等引起的血小板减少。本病还应与抗磷脂综合征、输血后紫癜等相鉴别。

## 八、处理

一旦诊断或高度怀疑为 HIT，应立即停用一切类型的肝素制剂(包括低分子肝素)，并接受非肝素类抗凝药物治疗，特别是 HITTS 或存在继发血栓风险的患者。目前推荐使用的抗凝药物有以下 3 种：比伐芦定(表 5-6 和表 5-7)、阿加曲班和磺达肝癸钠。

比伐芦定是一种短效、可逆的人工合成的直接凝血酶抑制剂。急性或亚急性 HIT 患者需行介入诊疗时首选比伐芦定；有 HIT 病史且 HIT 抗体持续阳性，需行介入诊疗的患者也建议使用比伐芦定。肝功能异常的患者建议剂量为 0. 14 mg/(kg・h)；肝、肾功能均异常的患者建议剂量为0.03~0.05 mg/(kg·h)。

**表 5-6 非 PCI 的 HIT 或 HITTS 患者比伐芦定应用条件**

| 应用条件 | | 静脉滴注速率/($mg \cdot kg^{-1} \cdot h^{-1}$) |
|---|---|---|
| CrCl/($mL \cdot min^{-1}$) | >60 | 0.150 |
| | 45~60 | 0.075 |
| | 30~44 | 0.050 |
| | <30 | 0.030~0.050 |
| 肾脏替代治疗 | | 0.030~0.040 |

注：CrCl，肌酐清除率。

**表 5-7 比伐芦定应用于行 PCI 的 HIT 或 HITTS 患者的条件**

| 应用条件 | | 静脉负荷量/($mg \cdot kg^{-1}$) | 静脉滴注速率/($mg \cdot kg^{-1} \cdot h^{-1}$) |
|---|---|---|---|
| CrCl/($mL \cdot min^{-1}$) | ≥60 | 0.75 | 1.75 |
| | 30~59 | 0.75 | 1.75 |
| | <30 | 0.75 | 1.0 |
| 肾脏替代治疗 | | 0.75 | 0.25 |

阿加曲班是一种合成的肽类小分子凝血酶抑制剂，能可逆地与凝血酶活性位点结合，不依赖肾脏清除。肝功能正常者输注的速率为2 μg/(kg·min)，根据APTT水平调整输注速率，目标APTT水平为基线值的1.5~3.0倍。仅有肾功能异常的患者无须调整剂量。

磺达肝癸钠是一种人工合成的戊多糖链，为选择性Ⅹa因子抑制剂，分子链短，抗原性很低。磺达肝癸钠主要从肾脏排出，对肾功能不全者应调整剂量，一般对胎儿无危害。治疗剂量一般为5~10 mg/d，皮下注射，应根据患者肾功能和体重进行调整。

新型口服抗凝药(NOAC)尚未见到大型前瞻性对照研究公布，仅见到小型研究及病例报告，初步结果表明：NOAC(如达比加群酯、利伐沙班、阿哌沙班和依度沙班等)用于HIT患者的治疗不但用药方便，不需要检测INR，而且有效和安全。

香豆素类抗凝剂(如华法林)早期应用可导致维生素K依赖和蛋白C的耗竭，加重高凝状态，可导致患者皮肤、肢体坏疽的形成，故应避免在HIT早期使用该类药物。若患者诊断HIT时没有服用华法林，应立即停用肝素类药物，同时给予非肝素类抗凝药，血小板计数升高至$150\times10^9$/L或恢复至基线水平时，予华法林和非肝素类抗凝药物重叠至少5 d。当两次INR达到目标范围并且血小板数量稳定于正常范围，停止另一种抗凝剂，继续服用华法林。华法林起效后再停用非肝素类抗凝药物。诊断HIT时正在服用华法林者，应使用维生素$K_1$(10 mg口服或5~10 mg静脉注射)中和华法林的作用，同时使用非肝素类抗凝药物。

HIT后有血栓栓塞风险，对于孤立HIT患者(无血栓形成)，建议应用非肝素类抗凝药物至少1个月，并且血小板数量恢复并稳定于基线水平；而对于HITTS患者，建议抗凝治疗至少3个月。

### 九、预防

预防HIT的发生尚无有效的方法。缩短肝素使用的时间，减少肝素的用量以及用低分子肝素替代普通肝素在一定程度上可以减少HIT的发生。由于血小板计数下降是鉴别HIT的主要方法，因此对于大多数接受肝素治疗的患者推荐常规监测血小板计数。在应用肝素前，血小板计数检测对于观察其变化和评估极为重要。对于HIT的高危患者，例如接受治疗剂量UFH的患者，血小板计数检查应该至少隔日1次，连续监测14 d或者直至肝素治疗停止。对于HIT低危患者应用肝素治疗时，血小板计数应至少每2~3 d检查1次，持续4~14 d。HITTS是应用肝素后较为严重的并发症，有较高的血栓事件发生率和病死率，临床医护人员应提高对HIT的了解与认识。

HIT抗体通常在HIT发生后3个月左右消失。既往有HIT病史的患者在数月或者数年后短暂再次暴露于肝素，不会很快再次产生HIT抗体，HIT复发可能性不大。目前缺少关于HIT患者再次应用肝素时的风险数据，大多数回顾分析认为当血清抗体呈阴性时再次应用是较安全的。但是仍建议这类患者避免使用肝素，如果需要使用应证实其体内不存在HIT抗体，且只能短期应用，如需长期抗凝应给予非肝素类抗凝剂，如直接凝血酶抑制剂。

### 十、预后

HIT是一种急性、自限性疾病，预后大多良好，停用肝素2~3 d内血小板数量开始恢复，4~10 d内恢复正常，如果血小板减少持续时间较长(>7 d)通常提示疾病较重。血栓形成并发症是导致HIT患者死亡的主要原因，尽管现有的治疗已经降低了总血栓发生率，但HIT患者截肢及病死率仍有20%~30%。

## 第三节　抗血栓药物相关性出血

抗血栓药物包括抗凝药物、抗血小板聚集药物及纤溶药物，是治疗急性冠脉综合征和慢性冠状动脉疾病的重要手段。冠状动脉重建治疗围手术期及术后使用一种或多种抗血栓药物，显著减少了血栓性事件，然而也明显地增加了出血的风险，如皮肤出血、消化道出血、颅内出血等。与冠状动脉介入相关的抗血栓药物主要有抗血小板药物、肝素类药物、磺达肝癸钠、比伐芦定、华法林、新型口服抗凝药物以及溶栓药物等。

### 一、原因

(1)高龄、女性、低体重、高血压病、脑动静脉畸形、凝血功能障碍、动脉瘤、血管淀粉样变、肾功能不全等。

(2)多种不同机制的抗血栓药物联合使用。

(3)消化道出血的高危因素。具有胃肠道溃疡或出血病史者；或长期使用非甾体抗炎药(NSAIDS)/糖皮质激素者；或具有下列两项及以上危险因素者：年龄>65岁、消化不良、胃食管反流病、幽门螺杆菌感染或长期饮酒。

(4)脑出血的高危因素：高龄、既往出血史、既往卒中及TIA、抗栓药物数量、高血压病。潜在危险因素：脑小血管玻璃样变及微小动脉瘤、脑淀粉样变性、脑血管畸形、肾功能不全、血液系统疾病等。

## 二、评估严重程度

发生出血后，需要评估出血的严重程度，根据BARC出血分型抗血栓药物相关性出血分为五型(表5-8)。

**表5-8 出血学术研究会(BARC)出血分型**

| 分型 | | 临床指征 |
|---|---|---|
| 0型 | | 无出血 |
| 1型 | | 无须立即干预的出血，患者无须因此就医或住院，包括出血后未经咨询医生而自行停药等情况 |
| 2型 | | 任何明显的、需要立即干预的出血，包括：①需要内科、非手术干预；②需住院或提升治疗级别；③需要进行评估 |
| 3型 | 3a型 | 明显出血且血红蛋白下降量为30~50 g/L；需输血治疗 |
| | 3b型 | 明显出血且血红蛋白下降量≥50 g/L；心脏压塞；需外科手术干预或控制的出血(排除牙齿、鼻部、皮肤及痔疮)；需静脉应用血管活性药物的出血 |
| | 3c型 | 颅内出血(排除微量脑出血、脑梗死后出血转化、椎管内出血)；经影像学检查、腰椎穿刺证实的出血；损害视力的出血 |
| 4型 | | 冠状动脉旁路移植术(CABG)相关的出血：①围手术期48 h内颅内出血；②胸骨切开术后持续出血需再次手术止血；③48 h内输入1000 mL以上全血或浓缩红细胞；④24 h内胸管引流≥2 L |
| 5型 | 5a型 | 未经尸检或影像学检查证实的临床可疑的致死性出血 |
| | 5b型 | 经尸检或影像学检查证实的确切的致死性出血 |

注：0~2型为轻度出血，3~4型为严重出血，5型为致死性出血。

## 三、处理

1. 监测

(1)患者可服用达比加群，监测APTT或TT，TT正常可排除达比加群过量。定量监测需查稀释凝血酶时间(dTT)或ecarin蛇毒凝固时间(ECT)，或用液相色谱串联质谱分析法(LC-MS/MS)检测。

(2)患者可服用利伐沙班，监测PT或INR。定量检测需查抗Ⅹa因子或用液相色谱串联质谱分析法(LC-MS/MS)检测。

(3)患者正在服用抗血小板药物，监测血栓弹力图。

(4)静脉使用普通肝素，监测 APTT。

(5)静脉或皮下使用低分子肝素、磺达肝癸钠，监测抗Ⅹa 因子。

(6)静脉使用比伐芦定或阿加曲班，监测 APTT 或 TT。

2. 处理原则

(1)轻度出血者，可在严密监测下继续服用抗血栓药物，可采用局部止血，并密切观察出血情况。

(2)严重出血或致死性出血者，多学科合作共同商讨，平衡停用和继续使用抗血栓药物的获益和风险，首先考虑停药(结合患者的意愿)，并采用有效措施止血(药物、介入治疗等)；同时补液、输血或血液制品、血管活性药物等稳定血流动力学；如无禁忌证，逆转抗血栓药物。

(3)患者消化道出血、脑出血等发生后，积极采取相应专科治疗措施，稳定病情，避免病情恶化。

3. 上消化道出血

症状：恶心、呕吐、上腹不适或疼痛、腹泻、呕血、解黑便等。

处理：选择质子泵抑制剂(PPI)或 H2 受体拮抗药和胃黏膜保护剂，首选 PPI。必要时输血、输血小板或内镜下止血。输血会增加不良事件的发生，须严格掌握输血适应证，血流动力学稳定、血细胞比容>25%或 Hb>80 g/L 的患者可暂不输血。

4. 脑出血

使用抗血栓药物，患者一旦出现脑出血，往往比普通高血压脑出血更加严重，病死率极高。

症状：突发头痛、恶心呕吐、神志不清、失语、偏瘫及大小便失禁等。

处理：尽快行 CT 或 MRI 检查以明确诊断。明确诊断后，停用抗血栓药物，根据口服抗血栓药物的种类使用逆转药物；根据出血量、有无脑疝、出血量增加或减少等临床情况采取保守治疗、急诊手术或延迟手术策略。

## 知识拓展

抗血栓药物引起的出血的逆转药物。

(1)华法林：维生素 K、凝血酶原复合物、新鲜冰冻血浆。

(2)肝素类：鱼精蛋白。

(3)达比加群：依达赛珠单抗、活性炭。

(4)利伐沙班、阿哌沙班、艾多沙班：活性炭、四因子 PCC、三因子 PCC、重组人活化凝血因子Ⅶ(rhFⅦa)。此外，阿哌沙班和利伐沙班导致的出血可予 Andexanet alfa(Ⅹa 因子抑制剂的特异逆转剂)。

(5)比伐芦定、阿加曲班：可尝试 PCC、活化凝血酶原复合物、醋酸去氨加压素。

(6)溶栓药物：冷沉淀、纤维蛋白制剂、氨甲环酸、氨基己酸。

(7)抗血小板聚集药物：血小板功能异常时输注血小板。阿司匹林或氯吡格雷：去氨加压素。严重缺乏血小板糖蛋白Ⅱb/Ⅲa 的血小板无力症：重组活化凝血因子Ⅶ(rFⅦa)。

(8)达比加群、阿加曲班及比伐芦定清除缓慢或清除不完全时，可予血液透析。

## 四、重启抗血栓药物

(1)出血纠正后，评估患者出血风险、栓塞风险，结合患者的意愿决定是否重启抗血栓药物。

(2)消化道大出血者，通常在出血控制后 7~14 d 重启抗凝；颅内出血者，通常在出血控制 4~8 周内重启抗凝，启动抗凝前再次行 CT/MRI 检查；机械性心脏瓣膜者应尽早重启抗凝治疗；急性冠脉综合征及冠状动脉血运重建患者，病情稳定后，在确保安全的情况下尽快恢复抗血小板治疗，一般 3~5 d 后恢复氯吡格雷，5~7 d 后恢复阿司匹林。

## 五、预防

(1)医护人员应熟悉各种常见抗血栓药物的作用机制及药物代谢特征。

(2)医护人员应熟练掌握抗血栓药物的检测方法。

(3)根据临床需要和患者的基础情况、基础疾病合理选用抗血栓药物的种类和疗程，避免超剂量、超时程用药；合理联合应用抗血栓药物，避免不必要的联合用药。

磺达肝癸钠、低分子肝素、水蛭素、阿加曲班、比伐芦定、血小板糖蛋白Ⅱb/Ⅲa拮抗药等大部分经肾清除，对于 eGFR<30 mL/min 的患者，这些药物不宜使用或需要减量。eGFR<20 mL/min 的患者，禁用磺达肝癸钠。

普通肝素、低分子肝素、直接凝血酶抑制剂、替奈普酶、血小板糖蛋白Ⅱb/Ⅲa拮抗药等需要严格地根据体重调整剂量。

(4)对上述消化道出血风险高的需要长期抗血小板治疗的患者，筛查并根除幽门螺杆菌，可联合应用质子泵抑制剂或 H2 受体拮抗药进行防治，首选质子泵抑制剂(图 5-2)。

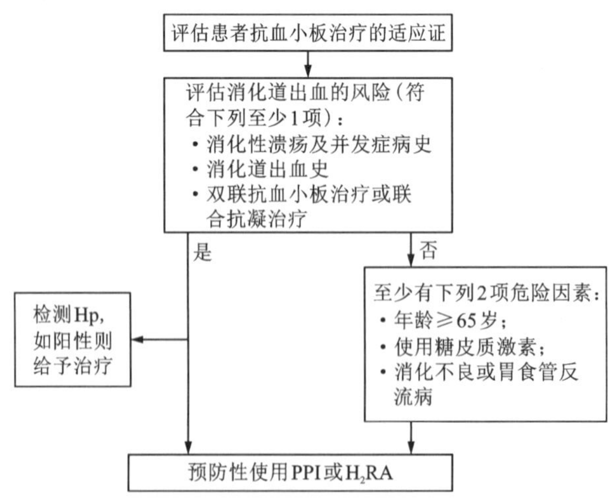


Hp，幽门螺杆菌；PPI，质子泵抑制剂；H2RA，H2 受体拮抗药。

**图 5-2 减少抗血小板治疗患者消化道损伤的处理流程图**

## 第四节　碘造影剂过敏

有研究报道，我国非离子型碘造影剂过敏反应的整体发生率约为1%，造影剂过敏反应虽然发生率低，但具有不可预测性，重度过敏反应可能在短时间内危及患者生命。参与心血管疾病介入诊治的医护人员都要具备快速识别和处理过敏反应的能力，在患者发生过敏反应后立即进行救治，避免不良事件的发生。

过敏反应的发生风险随着年龄的增加呈下降趋势；女性、合并多种病变的患者是重度过敏反应的高危人群。碘过敏试验对预测过敏反应发生风险的价值极为有限，因此不建议在使用含碘造影剂前进行碘过敏试验。必须使用时，可酌情采取预防造影剂过敏反应的措施，比如术前给予H2受体拮抗药及糖皮质激素等。

### 一、种类与结构

碘造影剂通常有3种分类方法。

(1)按照在溶液中是否电离出离子分为离子型和非离子型造影剂。

(2)按照渗透压分为高渗造影剂、低渗造影剂和等渗造影剂。①高渗造影剂为离子型单体，其渗透压为血浆渗透压的5~7倍；由于不良反应相对较多，目前已很少使用；②低渗造影剂是相对于离子型高渗造影剂(如泛影葡胺)其渗透压明显降低而命名，包括非离子型单体和离子型二聚体两种造影剂剂型，其渗透压约为血浆渗透压的2倍；③在低渗造影剂之后进一步降低渗透压研发出了等渗造影剂，等渗造影剂为非离子型二聚体，其渗透压与血浆渗透压相等。目前常用的碘造影剂以低渗或等渗造影剂为主。

(3)按照化学结构分为单体和二聚体型造影剂。

### 二、机理

在临床工作中，所用的碘造影剂浓度越高、剂量越大、注射速度越快，不良反应发生率越高。机体对碘造影剂产生的不良反应分为特异质反应和物理化学反应两种类型。特异质反应为类过敏反应及免疫反应，与使用造影剂的剂量、注入方式无关，小剂量(1~2 mL)甚至微量即可引起过敏反应，患者表现为荨麻疹、血管性水肿、呼吸困难等，严重者死亡，可能与组胺等介质释放、抗原抗体反应、急性激活系统(激肽、补体、纤溶、凝血因子)等机制有关。物理化学反应较为多见，与造影剂的渗透压、水溶性、离子性、黏滞性及化学毒性有关，也与造影剂用量、注入方式和速度有关，患者主要表现为血管舒缩症状如恶心、呕吐、发热等。

### 三、临床表现

过敏样反应最常见的临床表现是皮肤反应，轻者表现为荨麻疹、瘙痒，重者出现喉头水肿、呼吸困难、过敏性休克甚或呼吸、心搏骤停，导致器官功能永久性损伤，甚至死亡。重度不良反应几乎都发生在造影剂注射后20 min内。迟发性过敏样反应大部分是常见的皮肤反应，多发生于注射后 3 h 至 2 日内。

1. 轻度

患者轻度临床表现为局限性荨麻疹、瘙痒，局限性皮肤水肿，咽喉发紧，结膜、鼻充血，打喷嚏、流涕，面部潮红、恶心、头痛、头晕，少数患者咳嗽、恶心、呕吐等。

2. 中度

中度临床表现为弥漫性荨麻疹、瘙痒；弥漫性红斑，但生命体征稳定；眼、面、耳部等水肿，胸闷、咽喉部发紧或声音嘶哑，无呼吸困难；哮鸣、支气管痉挛，无缺氧或轻度缺氧，血压也可呈暂时性下降。

3. 重度

重度临床表现为弥漫性水肿或颜面部水肿、呼吸困难，并发肺水肿则咳大量泡沫样或粉红色痰，弥漫性红斑、血压下降、脉搏细速、意识模糊、低血压甚至休克，喉头水肿伴喘鸣和（或）缺氧，哮鸣、支气管痉挛伴显著缺氧、心搏骤停、过敏性休克（低血压+心动过速），往往危及生命。

## 四、处理

造影剂过敏反应的处理流程图如图 5-3 所示。

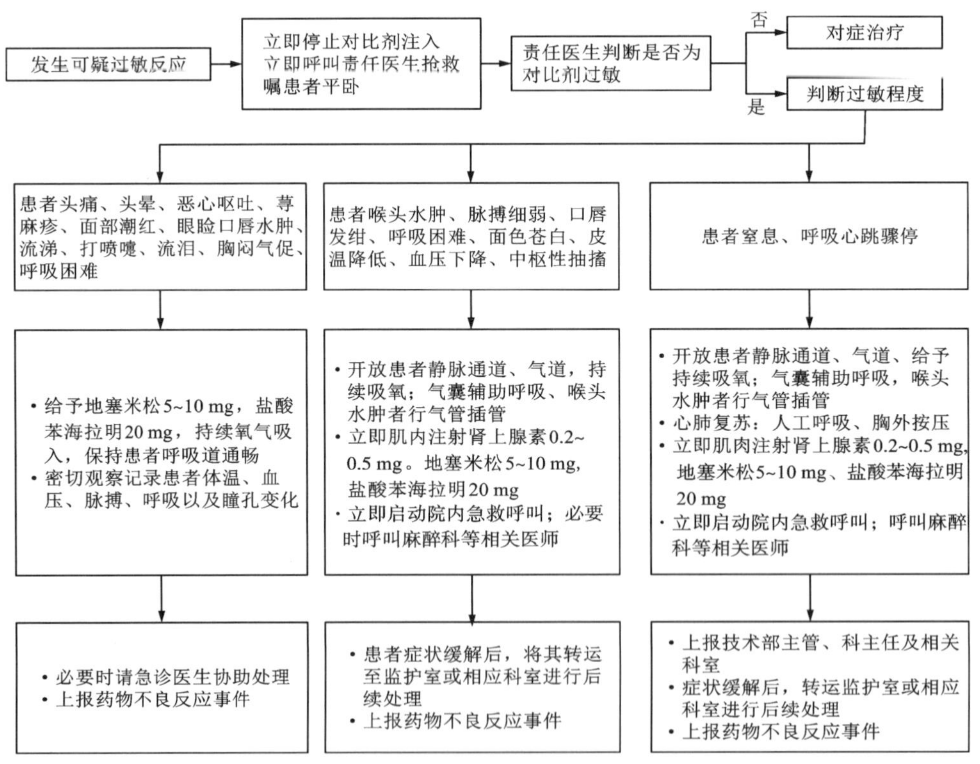


过敏反应中肾上腺素的推荐剂量为肌内注射 0. 2~0. 5 mg（1 mg/mL，1∶1000），可根据需要 5~15 min 重复 1 次，剂量同前，也可通过静脉注射途径给予肾上腺素，剂量为 0. 05~0. 10 mg（0. 10 mg/mL，1∶10000）。

**图 5-3　造影剂过敏反应的处理流程图**

### 五、预防

对于高危人群(既往有碘造影剂过敏史者)可考虑预防用药或换用其他非离子型碘造影剂，但无证据表明可以有效预防过敏反应，需要医患双方谨慎考虑。

预防用药方案如下。

1. 择期手术

①碘造影剂注射前 13 h、7 h 和 1 h 患者口服泼尼松 50 mg，并在碘造影剂注射前 1 h 静脉注射/肌注或口服苯海拉明 50 mg；②碘造影剂使用前 12 h 和 2 h 口服甲泼尼龙 32 mg，或合并使用一种抗组胺药(如苯海拉明)；③静脉注射氢化可的松 200 mg。

2. 紧急手术

①对于接受急诊介入术患者，静脉注射甲泼尼龙 80~120 mg 或氢化可的松 100 mg，同时口服或静脉注射苯海拉明及静脉注射西咪替丁；②即刻静脉注射甲泼尼龙 40 mg 或氢化可的松 200 mg，每 4 h 追加 1 次直至造影剂使用前，并在造影剂使用前 1 h 静脉注射苯海拉明 50 mg。

不推荐用地塞米松代替泼尼松/甲泼尼龙/氢化可的松。对有无法控制的高血压病、糖尿病、肺结核、系统性真菌感染、消化性溃疡病、憩室炎和哮喘病患者要评价利弊后谨慎使用肾上腺皮质激素类药物。

需要注意的是，即使采用了预防用药，患者仍有可能发生过敏反应。

## 第五节　造影剂脑病

造影剂脑病(contrast agent encephalopathy)是造影剂诱发的中枢神经系统疾病，不同于出血、梗死、低灌注和其他原因造成的脑损伤。常见的临床表现包括恶心、呕吐、血管迷走神经反应、头痛，严重者可发生失语、癫痫、皮质盲，重症者可引起皮质水肿和局灶性神经功能缺损，甚至发生心搏骤停等，其中一过性皮质盲是最常见的临床表现，可有精神状态改变等前驱症状。

### 一、原因

危险因素包括高龄、男性、高血压病、肾功能受损、大剂量碘造影剂的使用、短暂性脑缺血发作、大脑自动调节功能受损等，其中慢性高血压是最重要的危险因素。

造影剂的种类、给药剂量、重复给药的间隔时间以及手术时间亦为很重要的因素，高渗透性造影剂更容易诱发造影剂脑病。

### 二、临床表现

造影剂脑病的症状因人而异、轻重不一，缺乏特异性，临床上很难及时准确诊断。患者临床表现为头痛、呕吐、局限性的皮质和皮质下功能缺损(偏瘫、偏盲、皮质盲、失语等)以及全身性损害(癫痫和昏迷)，呈自限性，通常在 24~72 h 内症状完全消失，但也有症状持续的患者，甚至致死性病例。皮质盲为最常见的临床表现，精神状态改变通常是神经症状的前兆。

对于表现为急性脑病和严重头痛等症状的患者，应及时与感染、血管炎、蛛网膜下腔出血、脑静脉血栓形成、脑梗死、高血压急症、可逆性脑血管收缩综合征和后部可逆性脑病综合征等疾病进行鉴别。

影像学检查对明确造影剂脑病的诊断至关重要，一旦发病应尽早进行。造影剂脑病典型的影像学变化包括：①CT 表现为弥漫性的皮质或皮质下增强，或蛛网膜下腔增强和纹状体增强，也可表现为局灶性高密度病变、脑沟高密度影，以及脑水肿或类似于蛛网膜下腔出血患者的蛛网膜下腔高密度改变；②MRI 提示血管源性水肿。影像学检查只能用于排除性诊断，以明确是否存在出血或栓塞，阴性结果并不能排除造影剂脑病。

## 三、处理

造影剂脑病无特异性治疗方法，主要是采用对症支持治疗。

(1)给予患者充分水化治疗，促进造影剂的排出，减少造影剂在体内存留时间，如患者肾功能较差，可及时给予血液透析治疗。

(2)给予甘露醇等脱水药物，减轻脑水肿。

(3)适量使用糖皮质激素，减轻神经毒性作用。

(4)注意维持水、电解质平衡。

(5)若患者发生癫痫，予抗癫痫药物对症治疗，严重的持续性癫痫发作，可给予肌肉松弛剂行气管插管辅助通气。

(6)如有证据提示血管痉挛，可给予钙通道阻滞药解除痉挛。

## 四、预防

(1)采用水化疗法。

(2)术中尽可能应用非离子型、等渗或低渗的造影剂，并减少造影剂的用量。

(3)口服 N-乙酰半胱氨酸。

(4)造影剂脑病患者再次使用造影剂时，存在再次发生造影剂脑病的风险，但不建议造影剂脑病患者规避再次使用造影剂，术前使用咪达唑仑等苯二氮䓬类药物可以降低再次发生造影剂脑病的风险。

## 参考文献


[1] MARTEL N, LEE J, WELLS P S. Risk for heparin-induced thrombocytopenia with unfractionated and low-molecular-weight heparin thromboprophylaxis: a meta-analysis[J]. Blood, 2005, 106 (8): 2710-2715.

[2] LEWIS B E, WALLIS D E, LEYA F, et al. Argatroban anticoagulation in patients with heparin-induced thrombocytopenia[J]. Arch Intern Med, 2003, 163(4): 1849-1856.

[3] LEWIS B E. Argatroban anticoagulation during percutaneous coronary intervention in patients with heparin -induced thrombocytopenia[J]. Catheter Candiovasc Interv, 2002, 57(2): 177-184.

[4] WARKENTIN T E, ANDESON J A. How I treat patients with a history of heparin-indaced thromboeytopenia

[J]. Blood, 2016, 128(3): 348-359.

[5] KELTON J G, WARKENTIN T E. Heparininduced thrombocytopenia: a historical perspective[J]. Blood, 2008, 112(7): 2607-2616.

[6] PRICE E A, HAYWARD C P, MOFFAT K A, et al. Laboratory testing for heparin - induced thrombocytopenia is inconsistent in North America: A survey of North American specialized coagulation laboratories[J]. Thromb Haemost, 2007, 98: 1357-1361.

[7] BEIDERLINDEN M, TRESCHAN T A, GORLINGER K, et al. Argatroban anticoagulation in critically ill patients[J]. Ann Pharmacother, 2007, 41(5): 749-754.

[8] NEWRAAN P M, CHONG B H. Heparin-induced thrombocytopenia: new evidence for the dynamic binding of purified anti-PF4-heparin antibodies to platelets and the resultant platelet activation[J]. Blood, 2000, 96(1): 182-187.

[9] KEELING D, DAVIDSON S, WATSON H. The management of heparin-induced thrombocytopenia[J]. Br J Haematol, 2006, 133(3): 259-269.

[10] CHONG B H, CHONG J J. Heparin-induced thrombocytopenia associated with fondaparinux[J]. Clin Adv Hematol Oncol, 2010, 8(1): 63-65.

[11] WARKENTIN T E, SHEPPARD J A. Serological investigation of patients with a previous history of heparin-induced thrombocytopenia who are reexposed to heparin[J]. Blood, 2014, 123(16): 2485-2493.

[12] JESKE W P, WALENGA J M. Antithrombotic drugs for the treatment of heparin-induced thrombocytopenia[J]. Curr Opin Investig Drugs, 2002, 3(8): 1171-1180.

[13] COSMI B. Current management of heparin-inducedthromboeytopenia[J]. Expert Rev Hematol, 2015, 8(6): 837-849.

[14] 许俊堂. 阿加曲班临床应用的进展[J]. 血栓与止血学, 2007, 13(4): 180-182.

[15] MATTIOLI A V, BONETTI L, ZENNARO M, et al. Heparin/PF4 antibodies formation after heparin treatment: Temporal aspects and long-term follow-up[J]. Am Heart J, 2009, 157(3): 589-595.

[16] NG H J, THAN H, TEO E C. First experiences with the use of rivaroxaban in the treatment of heparin-induced thrombocytopenia[J]. Thromb Res, 2015, 135(1): 205-207.

[17] 韩雅玲. 肝素诱导的血小板减少症中国专家共识(2017)[J]. 中华医学杂志, 2018, 98(6): 408-417.

[18] WARKENTIN T E. Heparin-induced thrombocytopenia: pathogenesis and management[J]. Br J Haematol, 2003, 121(3): 535-555.

[19] BAN-HOEFEN M, FRANCIS C. Heparin induced thrombocytopenia and thrombosis in a tertiary care hospital[J]. Thromb Res, 2009, 124(2): 189-192.

[20] EVERETT B M, YEH R, FOO S Y, et al. Prevalence of heparin/platelet factor 4 antibodies before and after cardiac surgery[J]. Ann Thorac Surg, 2007, 83(2): 592-597.

[21] 陈韵岱, 陈纪言, 傅国胜, 等. 碘对比剂血管造影应用相关不良反应中国专家共识[J]. 中国介入心脏病学杂志, 2014, 22(6): 341-348.

[22] FUCHS S, STABILE E, KINNAIRD T D, et al. Stroke complicating pereutaneous coronary interventions: incidence, predictors, and prognostic impliations[J]. Cireulation, 2002, 106(1): 86-91.

[23] 朱云霞. CT增强检查中造影剂不良反应的预防及护理[J]. 山东医学高等专科学校学报, 2008, 3(3): 217-218.

[24] MESSENGER J C, CASSERLY I P. Advances in contrast media and contrast injectors[J]. Cardiol Clin, 2009, 27(3): 407-415.

[25] AREPALLY G M, ORTEL T L. Clinical practice. Heparininduced thrombocytopenia[J]. N Engl J Med,

2006, 355(8): 809-817.

[26] 王萍，吕新胜. 非离子型造影剂碘变态反应的预防和处理[J]. 中国医药导报，2008，15(2)：150-151.

[27] YAO L D, ZHU X L, YANG R L, et al. Cardiorespiratory arrest afteriso-osmolar iodinated contrast injection: a case report of contrast-induced encephalopathy following contrast-enhanced computed-tomography[J]. Medicine (Baltimore), 2021, 100(2): e24035.

[28] 韩雅玲，杨跃进，曾和松. 经动脉心血管介入诊治中含碘对比剂相关不良反应防治的中国专家共识(2021)[J]. 中华心血管病杂志，2021，49(10)：972-985.

[29] MIELKE D, KALLENBERG K, HARTMANN M, et al. Paraplegia after contrast medlia application: a transient or devastating rare complication[J]. J Neurosurg Spine, 2016, 24(5): 806-809.

[30] CHEN Y, HU S, LIU Y, et al. Renal tolerability of iopromide and iodixanol in 562 renally impaired patients undergoing cardiac catheterisation: the DIRECT study[J]. Eur Intervention, 2012, 22: 830-838.

[31] 中华医学会心血管病学分会介入心脏病学组，中华医学会心血管病学分会大血管病学组，中华心血管病杂志编辑委员会. 经动脉心血管介入诊治中含碘对比剂相关不良反应防治的中国专家共识(2021)[J]. 中华心血管病杂志，2021，49(10)：972-985.

[32] 陈韵岱，陈纪言，傅国胜，等. 碘对比剂血管造影应用相关不良反应中国专家共识[J]. 中国介入心脏病学杂志，2014，22(6)：341-348.

[33] LASKEY W K, JENKINS C, SELZER F, et al. Volume-to-creatinine clearance ratio: apharmacokinetically based risk factor for prediction of early creatinine increase after percutaneous coronary intervention[J]. J Am Coll Cardiol, 2007, 50: 584-590.

[34] MCCULLOUGH P A. Contrast-induced acute kidney injury[J]. J Am Coll Cardiol, 2008, 51(15): 1419-1428.

[35] NASH K, HAFEEZ A, HOU S. Hospital-acquired renal insufficiency[J]. Am J Kidney Dis, 2002, 39: 930-936.

[36] 中华医学会心血管病学分会，中华心血管病杂志编辑委员会. 含碘对比剂在心血管疾病中临床应用的专家共识(2012)[J]. 中华心血管病杂志，2013，41(2)：94-98.

[37] KHWAJA A. KDIGO clinical practice guidelines for acute kidney injury[J]. Nephron Clin Pract, 2012, 120(4): 179-184.

[38] LANG D M, ALPERN M B, VISINTAINER P F, et al. Elevated risk of anaphylactic reaction from radiographic contrast media is associated with both beta-blocker exposure and cardiovascular disorders[J]. Arch Intern Med, 1993, 153: 2033-2040.

[39] AMIN A P, BACH R G, CARUSO M L, et al. Association of variation in contrast volume with acute kidney injury in patients undergoing percutaneous coronary intervention[J]. JAMA Cardiol, 2017, 2(9): 1007-1012.

[40] 中华医学会神经病学分会，中华医学会神经病学分会脑血管病学组. 中国脑出血诊治指南(2019)[J]. 中华神经科杂志，2019，52(12)：994-1005.

[41] VELTKAMP R, RIZOS T, HORSTMANN S. Intracerebral bleeding in patients on antithrombotic agents[J]. Semin. Thromb Hemost, 2013, 39(8): 963-971.

[42] HAGII J, TOMITA H, METOKI N, et a1. Characteristics of intracerebral hemorrhage during rivaroxaban treatment: comparison with those during warfarin[J]. Stroke, 2014, 45(9): 2805-2807.

[43] 刘晓辉，宋景春，张进华，等. 中国抗血栓药物相关出血诊疗规范专家共识[J]. 解放军医学杂志，2022，47(12)：1169-1178.

[44] 抗血小板药物消化道损伤的预防和治疗中国专家共识组. 抗血小板药物消化道损伤的预防和治疗中国专家共识(2012 更新版)[J]. 中华内科杂志，2013，52(3)：264-270.

[45] WU G, WU J, WANG L, et al. Minimally invasive surgery for ICH evacuation followed by rosiglitazone infusion therapy increased perihematomal PPAR expression and improved neurological outcomes in rabbits [J]. NeurolRes, 2016, 38(3): 261-268.

[46] PARRY-JONES A R, DI NAPOLI M, GOLDSTEIN J N, et al. Reversal strategies for vitamin K antagonists in acute intracerebral hemorhage[J]. Ann Neurol, 2015, 78(1): 54-62.

# 第六章　其他并发症

## 第一节　胆固醇结晶栓塞

胆固醇结晶栓塞(cholesterol crystallization embolism)是指来自动脉粥样斑块的胆固醇结晶脱落，随血流栓塞至外周远端血管所引起的综合征，又称为蓝趾综合征。胆固醇结晶导致内皮细胞急性炎症反应及异物反应，使内皮细胞增生、血管内血栓形成及纤维化。约80%的胆固醇栓塞是医源性的，最常见的诱因包括血管介入操作及抗凝、溶栓治疗。进行血管操作后，患者胆固醇栓塞的发生率为0.09%~1.40%。

### 一、病理过程

其产生的病理过程包括：①大动脉内膜存在动脉粥样硬化斑块；②当内部因素(如斑块炎症或斑块内出血)或外部因素(如高血压或血管介入、手术操作)造成纤维帽破裂时，硬化斑块中的胆固醇结晶就会释放入血；③胆固醇结晶随血流至远端血管，阻塞小动脉和微动脉，造成多处微栓塞；④胆固醇结晶在栓塞部位引起炎性反应；⑤胆固醇栓塞和炎性反应造成终末靶器官损伤。

### 二、临床表现

患者典型的临床表现有三联征，即网状青斑、急性肾功能衰竭及嗜酸性粒细胞增多。可多患者造成严重的多系统损害，患者出现蛋白尿和(或)血尿、肾上腺功能不全、皮肤表现(蓝趾、网状青斑、坏疽)、高血压、腹痛、腹泻、消化道出血、胰腺炎、腿足疼痛、记忆力减退、脑缺血发作、精神异常等，患者亦可出现发热、乏力、肌痛、体重下降等非特异性表现。最常受累的是皮肤、肾脏和消化系统。实验室检查可发现嗜酸性粒细胞增多，ESR增快，眼底视网膜血管病变(Hollenhorst 斑)。对皮损部位、肌肉或肾脏，可行组织活检协助诊断，典型的病理学改变为小动脉管腔被裂隙状胆固醇结晶所阻塞，诊断的敏感度与取材的部位有关。

### 三、处理

目前胆固醇栓塞尚无特异性治疗的方法，以对症支持治疗为主，包括应用他汀类药物稳定斑块，避免应用抗凝药物，避免进一步行有创性的心血管操作，配合相应的支持治疗，如控制血压、改善心功能，必要时进行血液滤过治疗。虽然血液透析过程中应用抗凝药物可加重胆固醇栓塞的发生，但胆固醇栓塞患者并不适宜进行腹膜透析，因为腹膜透析可加重胃肠道缺血，容易发生腹膜炎，并丢失血浆蛋白。部分研究表明低密度脂蛋白的血浆分离治疗具有一定的临床获益。糖皮质激素可减少早期的炎症损伤，但糖皮质激素对肾功能及远期预后的改善效果尚不明确。

### 四、预防

胆固醇栓塞是晚期动脉粥样硬化的一种表现，进行二级预防至关重要，包括使用阿司匹林、他汀类药物、戒烟、控制体重、控制血压和血糖，应尽可能避免侵入性检查及治疗，对于须行介入治疗的患者，选择桡动脉入路可能比股动脉入路更安全。

### 五、预后

累及多脏器的胆固醇栓塞预后极差，有报道 1 年的病死率为 64%~87%，多死于心力衰竭、肾功能衰竭或多器官功能衰竭。肾功能持续恶化需要透析是预后不良的预测因素。须行介入治疗的患者，选择桡动脉入路可能比股动脉入路更可取。

## 第二节　空气栓塞

不慎将空气注入冠状动脉是冠状动脉介入诊疗的严重并发症之一。发生的主要原因是在介入诊疗过程中操作不当，将空气误注入血管内，出现空气栓塞，一过性阻断冠状动脉血流，可能导致患者心绞痛、心肌梗死、各种心律失常、心搏骤停，甚至死亡。心肌细胞对缺氧敏感，尽管空气量很少，组织因缺氧也会出现心肌细胞超微结构的损坏和不可逆的损伤，因此在介入诊疗过程中操作一定要谨慎小心，把空气栓塞的可能性降到最低。

### 一、分类

#### 1. 微小气栓

注入几个气泡，即刻消失，患者无症状。

#### 2. 小量气栓

注入约 1 mL 空气，产生一过性轻度症状。

#### 3. 中量气栓

注入 2~3 mL 空气，伴明显症状。

#### 4. 巨大气栓

注入 3~5 mL 空气，伴严重症状。

### 二、原因

多为导管系统内未充分排气所致；用环柄注射器回抽指引导管内的血液或造影剂，空气从 Y 阀中进入导管系统，未发现及排空空气；球囊锚定退出微导管后，由于负压作用，空气从 Y 阀中进入导管系统，未打开 Y 阀充分排气；在造影剂已不足的情况下用环柄注射器抽取造影剂，空气从输液器中进入导管系统；偶尔在球囊或指引导丝进入或撤出导管的时候将空气夹带进入血管；扩张球囊时造影剂中混入空气而球囊扩张时发生破裂；从右向左分流引起的静脉矛盾性空气栓塞，也是冠状动脉空气栓塞的原因之一。此外，输液器中有时也有未排尽的空气、三联三通漏气等，均有可能造成空气栓塞。

## 三、临床表现

少量空气进入血管除患者可能出现一过性胸闷外，一般无太大影响，但 1 mL 以上的空气可能会阻塞血流，严重者可出现急性心肌梗死、相应导联 ST 段抬高、胸痛、低血压、恶性心律失常、传导阻滞、室颤、意识丧失等，如抢救不及时可导致患者死亡。空气栓塞对心脏的损伤程度取决于进入冠状动脉内空气量的大小、患者的基础心脏功能以及继发的血管反应，如血管痉挛或远端血管栓塞等。

## 四、空气消散

空气栓塞消散的机理尚不十分清楚，大多数研究者认为是空气最终扩散进入血管和周围组织。血流恢复的速度主要取决于空气栓塞的大小和数量，另外值得注意的是空气栓塞的扩散速度随血管内氧分压的增加而明显加快。用纯氧代替普通空气治疗，能明显加速空气栓塞的恢复，用纯氧治疗 30 min 后，组织内氮气浓度下降，这样就使空气栓塞内的氮气按照浓度梯度从空气栓塞内扩散出来，空气栓塞的直径随之变小。另外，血管内氧气浓度的增加可以影响空气栓塞的大小。缺血组织氧气消耗量的增加引起的局部氧气浓度梯度的变化也可以使空气栓塞浓缩、消散。

血管痉挛在空气栓塞时很常见，它具有双重作用，即血管收缩增加血压可以使空气栓塞分解弥散速度增加，同时可以增加空气栓塞的面积/体积比值。血管收缩使毛细血管床的血流减少，临床上可以通过应用腺苷或血管扩张剂来减少其不良反应。因此联合应用纯氧和增加平均动脉压可以使空气栓塞很快缩小，局部血流恢复。空气栓塞的消散速度与心肌受损的恢复速度是密切相关的。

## 五、处理

(1) 给予患者纯氧吸入。

(2) 经导管向冠状动脉内推注盐水或患者自身血液。

(3) 如有大量空气，可经指引导管或造影导管、微导管、血栓抽吸导管或 OTW 球囊强力回抽空气。

(4) 嘱患者用力咳嗽。

(5) 如果正在进行介入治疗，可以送指引导丝至空气栓塞冠脉内，前送和后撤数次，破坏气泡，加速其消散。

(6) 血管痉挛引起冠状动脉血流减慢可以通过冠状动脉内应用腺苷、硝酸酯类药物或钙通道阻滞药治疗。

(7) 静脉注射去甲肾上腺素、多巴胺（用法参照本书第二章第三节）或阿托品 0.5~2 mg

等维持血压、心率。

(8)必要时使用主动脉内球囊反搏术。

(9)有心搏骤停者，进行心肺复苏。

## 六、预防

防止空气栓塞的方法就是对介入器械进行严格的排气和细致的冲洗；在介入诊疗过程中始终保持注射器或环柄注射器尾端高于头端；导管进入体内后，充分打开 Y 阀，让高压的动脉血冲刷出导管内的空气，随后关闭 Y 阀并用环柄注射器轻轻回抽 1~2 mL 血液，彻底排除导管、延长管、三联三通内的空气；在退出指引导丝、球囊、微导管或支架等器材时，保持 Y 阀打开状态；在交替使用注射器和环柄注射器时，要注意排尽输送系统内的空气；密切注意瓶中造影剂的量，不够时及时更换造影剂。

## 典型病例

患者，男性，79 岁，因活动后胸闷、气促 2 月余入院。冠脉造影显示：前降支管状狭窄 80%，钝缘支局限性狭窄 70%，右冠未见明显狭窄。诊断结果：①冠心病 稳定型心绞痛；②高血压病；③病态窦房结综合征 永久性起搏器植入术后。前降支植入支架后，不慎注入空气，嘱患者立即咳嗽，并立即送入血栓抽吸导管，抽吸后血流恢复(图 6-1)。

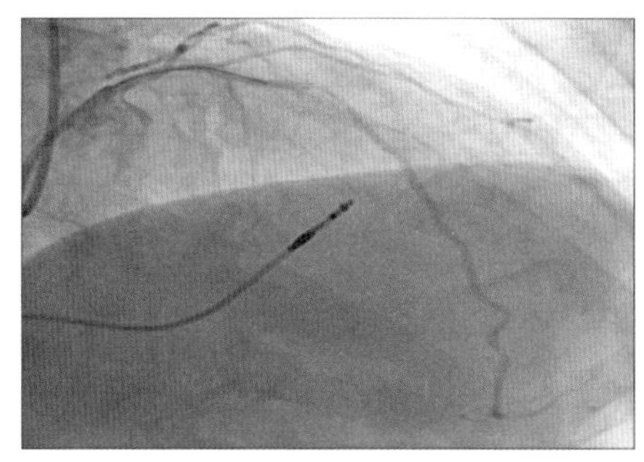

(a) 前降支严重狭窄

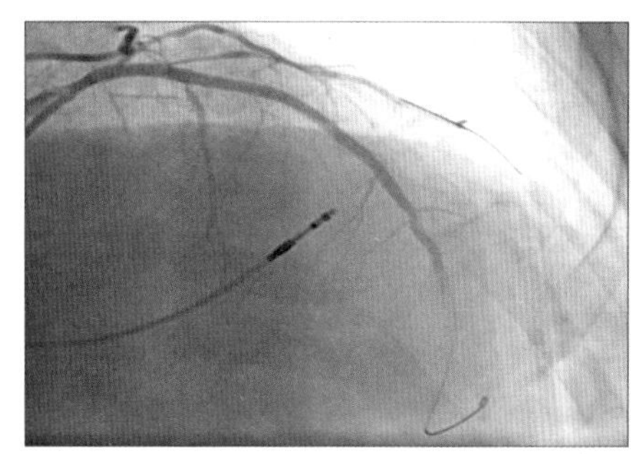

(b) 不慎注入空气，远端血流TIMI 0级

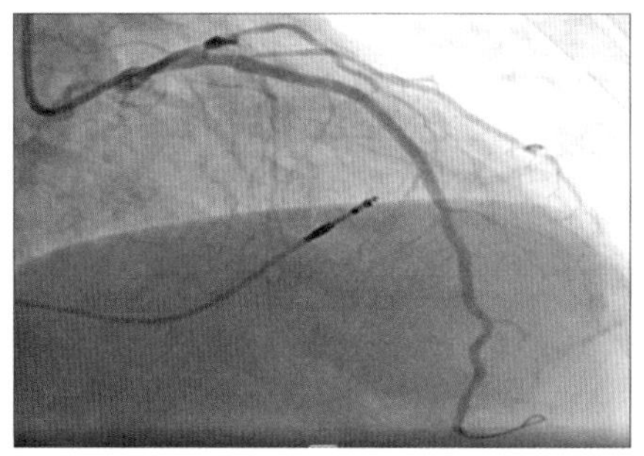

(c) 血栓抽吸导管抽吸后血流恢复

**图 6-1　空气栓塞术中所见**

## 第三节 迷走神经反射

血管迷走神经反射(vasovagal reflex)是指各种刺激通过迷走神经介导反射，将冲动传入血管运动中枢，抑制交感神经和(或)激活副交感神经传出纤维，导致患者内脏和肌肉小血管及周边血管突然扩张，有效循环血量减少，继而出现一系列迷走神经张力增高的临床表现，如血压急剧下降和/或心率迅速减慢，短暂的心脑缺血甚至出现晕厥，所以又称为神经介导性晕厥，或血管抑制(迷走性)晕厥。

### 一、原因

患者精神紧张，麻醉不到位，术者穿刺技术不熟练，压迫止血用力过大、压迫过紧等因素均可加重患者疼痛感，使迷走神经兴奋性反射性增强；患者疼痛耐受性差；患者血容量不足；患者介入术后肢体须制动12~24 h，患者不习惯床上大小便，引起尿潴留，反射性引起迷走神经兴奋等。

### 二、临床表现

患者临床表现可分为3种类型：血管抑制型(以血压下降为主)、心脏抑制型(以心率减慢为主)和混合型(血压下降、心率减慢)。患者表现为血压降低(<90/60 mmHg)和/或心率进行性减慢、面色苍白、出汗、打呵欠、胸闷、头晕、恶心和呕吐；严重者出现神志模糊、休克、意识丧失、心搏骤停等迷走神经张力增高表现。最快可在半分钟内发生，迟发性常发生于拔鞘1 h以后，处理不及时可导致患者死亡。

要排除低血糖、造影剂过敏反应、胃肠道出血、腹膜后血肿、心包压塞、血栓栓塞、心肌梗死、心源性休克、恶性心律失常、急性心力衰竭等病变，才能考虑为血管迷走神经反射。

### 三、处理

迷走神经反射多为良性经过，但合并严重瓣膜病及冠心病者可出现严重后果，特别是行PTCA术和支架术的患者，如在10分钟或数十分钟内动脉血压未恢复正常，冠状动脉灌注压明显下降，血流缓慢，极易在球囊扩张部位、支架植入部位出现急性或亚急性血栓形成，患者甚至出现心源性休克和猝死。所以要积极处理。

(1)拔除血管鞘时应在床边准备阿托品、多巴胺等药物，以便随时使用。

(2)对患者持续心电监护，严密监测患者的心率、血压、面色、神志变化。

(3)患者如出现恶心、呕吐，立即去枕平卧、头偏向一侧，防止误吸。

(4)若患者心率正常，以血压降低为主，予去甲肾上腺素、多巴胺(用法参照本书第二章第三节)静脉滴注升高其血压。

(5)若患者血压正常，以心率减慢为主，予注射阿托品0.5~2 mg，必要时可重复。

(6)如患者心功能正常，快速予以补液。

（7）抬高患者双下肢。
（8）给予患者吸氧。
（9）同时积极安慰患者，消除其焦虑心理。

### 四、预防

消除患者的紧张和焦虑情绪，术前给予镇静剂如地西泮 10 mg 肌肉注射；穿刺血管时应充分予以利多卡因局麻，操作要轻柔，减轻对血管的压迫、牵拉和刺激；术中时刻要注意患者的反应和生命体征的变化。

拔管前应充分扩容，拔管时予利多卡因局部麻醉，同时予患者行心电、血压监测。拔出鞘管前逐渐用力，使患者逐渐适应压迫时的疼痛；拔管时嘱患者吸气等，以转移其注意力；拔管时适当减轻压迫力量，减少疼痛刺激。拔管后 1～2 小时内特别是 10 分钟内应密切观察患者心率、血压、面色、是否出汗等体征变化。

## 第四节　心律失常

冠状动脉介入诊疗术中出现心律失常较常见，严重的心律失常是导致术中患者死亡的主要原因之一，及时发现和处理术中的严重心律失常是介入手术成功的关键因素之一。不影响预后的心律失常如房性期前收缩、室性期前收缩、窦性心动过速、窦性心动过缓等，严密观察后如无恶化趋势，多无须特殊处理，如引起患者不适，适时给患者进行解释和安慰；引起血流动力学异常可能性较大的心律失常，如室上性心动过速、快速性房颤或房扑等，应积极处理；引起血流动力学紊乱、危及生命的恶性心律失常，如室性心动过速、室颤、室扑、心脏停搏，应紧急处理。

### 一、室性心动过速、室颤

#### （一）原因

①使用高渗离子型造影剂；②推注造影剂时间过长、量过多；③右冠状动脉粗大或伴有严重病变使造影剂排出不畅，较长时间淤滞于冠状动脉内；④造影导管或指引导管嵌顿堵塞冠状动脉主干或其重要分支的血流引起缺血；⑤心肌再灌注损伤；⑥球囊充盈时间过长；⑦冠状动脉内指引导丝进入末梢血管过深或张力过大；⑧冠状动脉夹层、空气栓塞、急性血栓、冠状动脉痉挛等导致冠状动脉急性闭塞；⑨无复流或慢血流导致急性心肌缺血；⑩严重的医源性主动脉夹层；⑪严重的药物过敏；⑫导管或导丝误入左室刺激心室壁；⑬患者原有左室扩大、心力衰竭或严重心肌缺血合并室性心律失常；⑭低钾血症。

#### （二）处理

一旦出现影响血流动力学的持续性快速性室性心动过速或室颤应采取下列措施。
（1）导管嵌顿者立即后撤指引导管，嘱患者用力连续咳嗽（室性心动过速）。

(2)未出现影响血流动力学紊乱的持续性室性心动过速，可予药物治疗，首选胺碘酮。

(3)如患者血流动力学不稳定，立即行心肺复苏，并立即电复律或电除颤，必要时每3~5 min静脉注射肾上腺素1 mg、胺碘酮150~300 mg。

(4)必要时行气管插管术。

(5)立即查明原因、诱因，并对因处理，否则心律失常不能恢复甚至临床情况迅速恶化；如冠状动脉急性损伤或闭塞，应立即植入支架；如冠状动脉痉挛，立即冠脉内注入硝酸甘油100~200 μg，无复流注入硝普钠100~200 μg；低钾者立即补钾等。

(6)保证指引导管和指引导丝不脱位是抢救的生命线，严防抢救过程中指引导管或指引导丝脱位。

(7)同时根据病情应用相应血管活性药物、抗心肌缺血药物、抗心力衰竭药物、抗心律失常药物等治疗。

(8)严重心力衰竭、严重心肌缺血、室性心律失常反复发作的患者应及时植入IABP和/或ECMO，在IABP和/或ECMO的支持下，尽快处理好病因、诱因，完成PCI，术后用IABP和/或ECMO维持血流动力学稳定。

#### (三)预防

术中严密监测患者压力波形及心电图；术者操作导管动作应柔缓；导管进入冠状动脉开口后应首先观察压力，压力正常再进行造影或介入治疗；冠状动脉开口严重狭窄，宜选择小一号的造影导管或指引导管，导管不宜进入冠状动脉，造影导管可置于冠状动脉开口外完成造影检查；PCI时可在主动脉根部置一根指引导丝，避免指引导管插入冠状动脉，同时避免使用支撑力强的指引导管；术中随时注意指引导管及指引导丝位置；从指引导管撤出各种器械时(如支架、球囊等)均应在透视下进行，避免指引导管深插和指引导丝进入末梢血管；保持患者血钾浓度为4.5 mmol/L左右。

其他原因的预防和处理，如减少造影剂用量、冠状动脉夹层、空气栓塞、冠状动脉急性血栓、冠状动脉痉挛、无复流或慢血流、医源性主动脉夹层、药物过敏、指引导管嵌顿等，详见相关章节。

### 二、缓慢性心律失常

#### (一)原因

介入治疗中一过性窦性心动过缓、心室率减慢或Ⅱ~Ⅲ度房室传导阻滞较常见。原因有：①影响圆锥支、房室结动脉或窦房结动脉的血流；②导管嵌顿；③推注造影剂过多、时间过长；④急性心包压塞；⑤心肌穿孔或破裂；⑥急性主动脉夹层；⑦空气栓塞；⑧无复流或慢血流现象；⑨冠状动脉痉挛；⑩迷走神经反射；⑪造影剂过敏；⑫急性冠状动脉栓塞；⑬再灌注损伤；⑭外周动脉穿孔、急性失血；⑮急性脑卒中等。

#### (二)预防及处理

患者一旦出现严重心动过缓应立即静脉注射阿托品0.5~1 mg，必要时可重复，最大剂量可用至2 mg。同时嘱患者用力咳嗽提高心率。如阿托品效果不佳，应静脉注射异丙肾上腺素或肾上腺素等，必要时立即行临时起搏术。

右冠近端闭塞的AMI患者或发病小于3小时的急性心肌梗死的患者，在开通血管瞬间多数会交替出现不同程度的快速与缓慢性再灌注心律失常，常伴有低血压和加速性室性自主心律，患者可有严重的头昏、恶心和呕吐症状。应常备阿托品、异丙肾上腺素或多巴胺，随时准备注射。及时处理常可以阻止发生严重后果，否则会延误治疗，危及患者生命。

病态窦房结综合征、对阿托品无反应的缓慢性心律失常、三束支传导病变或高度及以上房室传导阻滞的患者，紧急PCI时宜术前安置临时起搏器；择期PCI，宜在术前数天植入永久性起搏器。

对症处理的同时，应立即查明病因和诱因，对因处理。导管嵌顿、推注造影剂过多、急性心包压塞、医源性主动脉夹层、空气栓塞、冠状动脉穿孔或破裂、无复流或慢血流现象、冠状动脉痉挛、迷走神经反射、冠状动脉急性血栓、脑卒中等处理详见相关章节。

## 三、再灌注心律失常

急性心肌梗死患者开通冠状动脉时，常发生再灌注心律失常，提示冠状动脉再通，往往可自行恢复而无须特殊处理，如室性期前收缩、房性期前收缩、加速性室性自主心律、一过性窦性心动过缓、一过性房室传导阻滞等。但少数持续的再灌注心律失常如未处理，可以造成严重的血流动力学紊乱，甚至导致患者死亡，如出现严重的心动过缓(如窦性停搏、严重的窦性心动过缓、高度甚至Ⅲ度房室传导阻滞等)、室性心动过速或室颤等，需紧急处理，处理原则如上。关键是要有预防意识和措施：①下壁心肌梗死合并严重窦性心动过缓、窦性停搏、Ⅱ度高度甚至Ⅲ度房室传导阻滞患者，术前予阿托品等药物提高其心率，必要时安置临时起搏器；合并右室梗死而无严重左冠狭窄和左心功能不全的患者应充分补液，减少发生低血压、休克的可能性；②广泛前壁心肌梗死合并右束支传导阻滞者，预后恶劣，病死率高，多死于严重室性心律失常、休克和泵衰竭，应充分告知其病情并准备好临时起搏器、IABP和/或ECMO；③术前、术中严密监测患者血压，必要时使用血管活性药物，维持血压至90/60 mmHg以上；④术前有室性心动过速、室颤、室扑的患者，术中严密观察其心电监护，备用除颤仪随时电复律或电除颤，必要时给予肾上腺素、胺碘酮，效果不佳时可给予利多卡因；⑤心动过缓的患者，在术前做好下肢的消毒工作，必要时穿刺股静脉并置入血管鞘，需要临时起搏时可迅速送入起搏电极进行紧急起搏；⑥术前纠正患者电解质紊乱，如补钾、补镁等；⑦心肌梗死合并多支血管严重狭窄的患者，PCI术前可先行IABP，特别是血流动力学不稳定患者。

## 四、房颤和房扑

冠状动脉介入诊疗术中，患者如出现快速性房颤或房扑，特别是患者合并有左心功能不全、严重的二尖瓣狭窄、严重的主动脉瓣狭窄、肥厚梗阻性心肌病时，可导致血流动力学紊乱，诱发心绞痛、急性左心衰、低血压甚至休克。患者如出现血流动力学紊乱，应立即电复律。无血流动力学紊乱者，可继续观察，或酌情给予β受体拮抗药、西地兰等控制心室率。

## 第五节 周围神经损伤

### 一、股神经损伤

股神经与股动脉毗邻，股神经位于股动脉外侧者约占80%，位于其深面并被掩盖者约占16.7%，位于其后方者约占3.3%。约20%的患者在行股动脉穿刺时可直接刺伤股神经或其内侧的神经束。

#### (一)原因

股神经周围形成血肿，血肿压迫或机化成瘢痕压迫股神经；穿刺点位置过高，损伤肌间隔，引起间隙内充血、痉挛、水肿、血肿，进而造成股神经嵌压症；介入术后压迫过度或时间过长，直接造成股神经受压或滋养血管受压造成股神经供血障碍；股神经位于股动脉后方，穿刺时直接损伤；术者穿刺不熟练，反复穿刺损伤股神经；介入术中不注意合理应用抗凝药物冲洗导管、血管鞘等，造成血栓形成、脱落，栓塞神经滋养血管而损伤神经。

#### (二)临床表现

患者感觉障碍包括髋部疼痛，持续性发作，股前区及小腿内侧疼痛或麻木；运动障碍包括伸膝无力，股四头肌肌力下降；反射障碍包括膝反射减弱或消失；痛性包块，血肿压迫股神经损伤时，可在腹股沟区触及痛性包块。

#### (三)处理

对严重股神经嵌压症，如疼痛、肢体麻木等症状加重患者，应积极进行手术治疗解除压迫。

#### (四)预防

(1)穿刺点位置不宜偏外，亦不宜偏高，仅穿刺动脉前壁。

(2)避免反复穿刺，避免粗暴操作，防止直接穿刺股神经，并防止损伤血管、周围组织在神经干内、神经干周围形成血肿或引起其他并发症。

(3)压迫时间和压迫力度要适当。

(4)围术期严密观察患者有无血肿发生，一旦发生，及时有效地处理。

(5)患者围术期充分而不过度地抗凝。

### 二、正中神经损伤

#### (一)原因

正中神经损伤或麻痹是肱动脉穿刺的一个严重并发症，发生率为0.2%~1.4%。前臂血肿可导致正中神经肘下损伤。原因主要有血肿或假性动脉瘤直接压迫神经；直接刺伤神经和肱动脉闭塞所致的缺血；止血方法不当；徒手反复穿刺及暴力操作等。

### （二）临床表现

因鱼际肌萎缩而手掌显平坦，呈现“猿手”。运动障碍：屈腕能力减弱，前臂不能旋前，拇、食和中指不能屈曲，拇指不能作对掌动作。感觉障碍：以拇、食、中指末节皮肤最明显。正中神经损伤可以表现为感觉及运动障碍单独或合并出现。需要注意的是无论是压迫性损伤或者穿刺直接损伤，可能不存在单纯感觉受累，单纯感觉受累可能只是感觉、运动同时累及的早期表现或者程度较轻。

### （三）处理

4 h是阻止神经轴突损耗的时间窗，通常认为单独的运动功能障碍或进行性感觉功能障碍提示须立即进行外科手术探查。对于任何存在压迫神经的因素，包括血肿及二头肌腱膜、前臂深筋膜均可以彻底解除；可以同时处理血肿，修复穿刺点，避免假性动脉瘤形成及后期的并发症；对于肱动脉闭塞所致者，首选介入治疗，一般需要选择股动脉入路，需要较冠状动脉介入短的指引导管或较长杆的球囊导管，如没有特殊器械，可选用JR指引导管和冠状动脉球囊，但必须截去JR远端约10 cm，一般不用植入支架。

### （四）预防

（1）术者应熟悉肱动脉穿刺术部位的解剖特点，掌握相应的穿刺技巧。
（2）避免反复穿刺，避免粗暴操作。
（3）正确压迫止血。
（4）围术期严密观察患者有无血肿发生，一旦发生，及时有效地处理。
（5）予围术期患者充分而不过度地抗凝。

## 参考文献


[1] SCOLARI F, TARDANICO R, ZANI R, et al. Cholesterol crystal embolism: A recognizable cause of renal disease[J]. Am J Kidney Dis, 2000, 36(6): 1089-1109.

[2] BELENFANT X, MEYRIER A, JACQUOT C. Supportive treatment improves survival in multivisceral cholesterol crystal embolism[J]. Am J Kidhey Dis, 1999, 33(5): 840-850.

[3] WOOLFSON R G, LACHMARM H. Improvement in renal cholesterol emboli syndrome after simvastatin[J]. Lancet, 1998, 351(9112): 1331-1332.

[4] RUMPF K W, SCHULT S, MUELER G A. Simvastatin treatment in cholesterol emboli syndrome[J]. Lancet, 1998, 351(9124): 321-322.

[5] 黄震华. 胆固醇栓塞综合征[J]. 中国新药与临床杂志, 2012, 31(5): 238-241.

[6] VENTURELLI C, JEANNIN G, SOTTINI L, et al. Cholesterol crystal embolism (atheroembolism)[J]. Heart Int, 2006, 2(3-4): 155.

[7] 刘兆平, 丁文惠. 胆固醇结晶栓塞症[J]. 中华老年心脑血管病杂志, 2006, 8(10): 719-720.

[8] FINE M J, KAPOOR W, FALANGA V. Cholesterol crystal embolization: a review of 221 cases in the English literature[J]. Angiology, 1987, 38(10): 769-784.

[9] 张碧辉, 杨敏, 邹英华, 等. 自发性胆固醇结晶栓塞综合征漏诊病例报告并文献复习[J]. 临床误诊误治, 2014, 27(3): 110-112.

[10] HUANG Y Y, CHEN M R. Coronary air embolism during transcatheter closure of atrial septal defects[J]. J Pediatr, 2014, 164(3): 669.

[11] 孙晓龙, 石红春. 经皮血管内介入并发症的分析与防治[J]. 重庆医学, 2010, 39(19): 2629-2630.

[12] SOLODKY A, BIMBAUM Y, ASSALI A, et al. Coronary air embolism treated by bubble aspiration[J]. Catheter Cardiovasc Interv, 2000, 49(4): 452-454.

[13] 周胜华, 刘启明. 心导管术基本操作常见问题与对策[M]. 北京: 军事医学出版社, 2009.

[14] KAHN J K, HARTZLER G O. The spectrum of symptomatic coronary air embolism during balloon angioplasty: causes, consequences, and management[J]. Am Heart J, 1990, 119(6): 1374-1377.

[15] CRUZ-FLORES S, DIAMOND A, LEIRA E. Cerebral air embolism secondary to intra-aortic balloon pump rupture. Neurocri[J]. Neurocrit Care, 2005, 2(1): 49-50.

[16] VAN BLANKENSTEIN J H, SLAGER C J, SCHUURBIERS J C, et al. Heart function after injection of small air bubbles in coronary artery of pigs[J]. J Appl Physiol, 1993, 75(3): 1201-1207.

[17] SOLODKY A, BIRNBAUM Y, ASSALI A, et al. Coronary air embolism treated by bubble aspiration[J]. Catheter Cardiovasc Interv, 2000, 49(4): 452-454.

[18] LIU S F, LEE T Y, WONG S L, et al. Transient cortical blindness: a complication of bronchial artery embolization[J]. Respir Med, 1998, 92(7): 983-986.

[19] SCIAHBASI A, MANCONE M, CORTESE B, et al. Transradial percutaneous coronary interventions using sheathless guiding catheters: a multicenter registry[J]. J Interv Cardiol, 2011, 24(5): 407-412.

[20] SIONTIS G C, STEFANINI G G, MAVRIDIS D, et al. Percutaneons coronary interventional strategies for treatment of in-stent restenosis; a network meta-analysis[J]. Lancet, 2015, 386(9994): 655-664.

[21] 李辉, 孙福成, 张慧平, 等. 经皮冠状动脉介入术后脑出血并发症分析[J]. 中国神经免疫学和神经病学杂志, 2013, 20(4): 250-252.

[22] 周玉杰, 马长生, 霍勇, 等. 经桡动脉冠心病介入治疗[M]. 北京: 人民卫生出版社, 2006.

[23] KLEBER F X, RITTGER H, BONAVENTURA K, et al. Drug-coated balloons for treatment of coronary artery disease: updated recommendations from a consensus group[J]. Clin Res Cardiol, 2013, 102(11): 785-797.

[24] 牛晓华. 经桡动脉冠状动脉介入术后并发迷走神经反射的相关因素及临床处理[J]. 河南医学研究, 2017, 26(14): 2558-2559.

[25] 时占楼. 心血管介入术后发生心血管迷走神经反射分析[J]. 实用中西医结合临床, 2013, 13(5): 57-58.

[26] 范晓燕, 刘艳萍, 解金红, 等. 耳穴贴对降低冠脉介入诊疗中桡动脉穿刺后血管痉挛和迷走反射的临床研究[J]. 中国针灸, 2018, 38(2): 137-140.

[27] 陈灏珠. 中国医学百科全书: 心脏病学[M]. 上海: 上海科技出版社, 1982.

[28] TOGNI M, BALMER F, PFFFNER D, et al. Percutaneous coronary interventions in Europe 1992-2001[J]. Eur Heart J, 2004, 25(14): 1208-1213.

[29] HERRMANN H C. Prevention of cardiovasouler events afier pereutane-ous coronary intervention[J]. N Engl J Med, 2004, 350(26): 2708-2710.

[30] MEHRAN R, DANGAS G D, KOBAYASHI Y, et al. Short- and long-term results after multivessel stenting

in diabetic patients[J]. J Am Coll Cardiol, 2004, 43(8): 1348-1354.

[31] TANABE K, HOYE A, LEMOS P A, et al. Restenosis rates following bifurcation stenting with sirolimus-eluting stents for de novo narrowings[J]. Am J Cardiol, 2004, 94(1): 115-118.

[32] 郭成军, 吕树铮, 阎方明, 等, 经皮冠状动脉介入治疗防治冠心病无心肌梗死患者的电风暴[J]. 中华心血管病杂志, 2005, 33(9): 806.

[33] TANDOGAN I, ASLAN H, AKSOY Y, et al. Impact of coronarycollateral circulation on QT dispersion in patients withcoronary artery disease[J]. Coron Artery Dis, 2006, 17(7): 623.

[34] 李占全. 冠状动脉造影与临床[M]. 沈阳: 辽宁科学技术出版社, 2000.

[35] 那开宪, 余平, 顾复生, 等. 选择性冠脉造影发生心室纤颤 11 例分析[J]. 中国介入心脏病学杂志, 2002, 10(2): 85-86.

[36] 杨翁勃, 蒋纯志, 尹昭伟. 经皮肱动脉穿刺致正中神经损伤[J]. 中华手外科杂志, 2017, 4(33): 103-105.

[37] 佟铸, 谷涌泉, 郭连瑞, 等. 肱动脉入路在腔内治疗中的应用及穿刺并发症分析[J]. 中华普通外科杂志, 2012, 27(7): 547-549.

[38] PILLAI A K, BASHIR M, FERRAL H, et a1. Median nerve injury as a result of medial brachial fascial compartment syndrome[J]. J Vasc Interv Radiol, 2007, 18(11): 1434-1435.

[39] CHIWOOD R W, SHEPARD A D, SHETTY P C, et al. Surgical complications of transaxillary arteriography: a case-control study[J]. J Vase Surg, 1996, 23(5): 844-849.

[40] ERIKSSON I, JORULF H. Surgical complications associated with arterial catheterization[J]. Scand J Thorae Cardiovasc Surg, 1970, 4(1): 69-75.

[41] 陈中, 曹杨, 林平, 等, 创伤继发臂丛神经急性卡压征[J]. 中华手外科杂志, 2005, 21(1): 20-22.

[42] 吴丹明, 周玉斌, 张立魁. 肱动脉穿刺术并发症的预防与处理[J]. 中华普通外科杂志, 2010, 25(7): 526-528.